Das Persönlichkeits-Störungs-Rating-System (PSRS)

Praxis der Psychotherapie von Persönlichkeitsstörungen
Band 10

Das Persönlichkeits-Störungs-Rating-System

Prof. Dr. Rainer Sachse

Herausgeber der Reihe:

Prof. Dr. Rainer Sachse, Prof. Dr. Philipp Hammelstein, PD Dr. Thomas Langens

Rainer Sachse

Das Persönlichkeits-Störungs-Rating-System

Narzisstische, histrionische, dependente und selbstunsichere Persönlichkeitsstörungen diagnostizieren

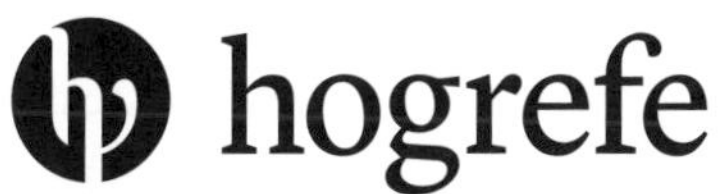

Prof. Dr. Rainer Sachse, geb. 1948. 1969–1978 Studium der Psychologie an der Ruhr-Universität Bochum. Ab 1980 Wissenschaftlicher Mitarbeiter an der Ruhr-Universität Bochum. 1985 Promotion. 1991 Habilitation. Privatdozent an der Ruhr-Universität Bochum. Seit 1998 außerplanmäßiger Professor. Leiter des Institutes für Psychologische Psychotherapie (IPP), Bochum. Arbeitsschwerpunkte: Persönlichkeitsstörungen, Klärungsorientierte Psychotherapie, Verhaltenstherapie.

Bibliografische Information der Deutschen Nationalbibliothek
Die Deutsche Nationalbibliothek verzeichnet diese Publikation in der Deutschen Nationalbibliografie; detaillierte bibliografische Daten sind im Internet über http://dnb.dnb.de abrufbar.

Hogrefe Verlag GmbH & Co. KG
Merkelstraße 3
37085 Göttingen
Deutschland
Tel. +49 551 999 50 0
Fax +49 551 999 50 111
verlag@hogrefe.de
www.hogrefe.de

Umschlagabbildung: © iStock.com by Getty Images / kali9
Satz: publish4you, Engelskirchen
Druck: mediaprint solutions GmbH, Paderborn
Printed in Germany
Auf säurefreiem Papier gedruckt

1. Auflage 2020

(E-Book-ISBN [PDF] 978-3-8409-2994-6; E-Book-ISBN [EPUB] 978-3-8444-2994-7)
ISBN 978-3-8017-2994-3
http://doi.org/10.1026/02994-000

Inhaltsverzeichnis

Teil 5: Reliabilität und Validität

1 Einleitung: Worum es geht

Psychotherapie mit persönlichkeitsgestörten Klienten (PD für „personality disorders") zu machen, ist für Therapeuten eine sehr anspruchsvolle Aufgabe: Therapeuten sollten in der Lage sein, sich den Klienten gegenüber komplementär zu den zentralen Beziehungsmotiven zu verhalten, die Klienten zu konfrontieren, Schemata zu bearbeiten usw. Dabei muss man aber davon ausgehen, dass sich Klienten mit verschiedenen PD stark unterscheiden: Klienten mit unterschiedlicher PD weisen unterschiedliche Beziehungsmotive auf, unterschiedliche manipulative Strategien usw.

Ein Therapeut, der sich in hohem Maße auf einen Klienten einstellen will, kann das nur, wenn er versteht, wie das System des Klienten „psychologisch funktioniert", wenn er also ein Modell vom Klienten entwickelt hat. Und ein zentraler Aspekt des Modells ist die Diagnose. Eine Diagnose ist eine Heuristik, die den Therapeuten darüber informiert, zwischen welchen psychologischen Komponenten bei einem Klienten in welcher Weise Wechselwirkungen bestehen. Hieraus lässt sich dann wiederum ableiten, welche Arten von Interventionen wahrscheinlich einen positiven Einfluss auf den Klienten haben werden. Die Heuristik sagt den Therapeuten aber auch, mit welchen (Interaktions-)Problemen er bei einem Klienten rechnen muss und wie er konstruktiv damit umgehen kann.

Schon ganz zu Beginn der Therapie möchte sich ein Therapeut gezielt komplementär zu den Beziehungsmotiven des Klienten verhalten, um möglichst schnell eine vertrauensvolle Beziehung zum Klienten aufzubauen. Das kann er aber nur dann tun, wenn er weiß, was die zentralen Beziehungsmotive des Klienten sind. Durch eine Diagnose wird dies klar.

Daher sind Diagnosen wichtig: Sie informieren den Therapeuten über das, was zu erwarten ist und das, was er prinzipiell tun kann. Darin liegt die *psychotherapeutische Funktion von Diagnosen*. Um möglichst schnell möglichst effektiv therapeutisch arbeiten zu können, muss ein Therapeut daher möglichst schnell eine möglichst valide Diagnose als eine Arbeitshypothese bilden.

Ich möchte hier aufzeigen, dass dies aber bei Klienten mit PD aus verschiedenen Gründen sehr schwierig ist, dass „klassische" Diagnose-Instrumente dazu nicht ausreichen und dass man für eine gute Klärungsorientierte Psychotherapie von PD ein besseres, leichter anwendbares und valideres Diagnose-Instrument benötigt als DSM, ICD oder daraus abgeleitete Interviews und Fragebögen.

Und vor allem: Da Klienten mit PD stark dazu neigen, dem Therapeuten zu Therapiebeginn gar keine relevanten inhaltlichen Informationen über ihre Störung zu geben und dazu neigen, den Therapeuten stark durch Images und Appelle zu „täuschen", benötigt man ein Diagnose-Instrument, das in der Lage ist, genau dieses Verhalten der Klienten konstruktiv für eine Diagnose zu nutzen.

Ein solches Instrument möchte ich in Form des „Persönlichkeits-Störungs-Rating-Systems" (PSRS) vorstellen. Ich möchte es definieren, aufzeigen, wie es angewandt werden kann und erste Ergebnisse zu seiner Reliabilität und Validität darstellen.

Teil 1:

Theoretischer Hintergrund

In diesem Teil des Buches wird erörtert, welche speziellen Probleme sich bei der Diagnostik von Persönlichkeitsstörungen ergeben.

Es wird dargestellt, auf welche relevanten, sich aus dem Interaktionsverhalten und den geäußerten Inhalten von Klienten abzuleitenden Aspekte sich eine Diagnostik beziehen könnte.

2 Probleme bei der Diagnostik von Persönlichkeitsstörungen

Es ist natürlich von großer Bedeutung, dass ein Psychotherapeut *eine bestimmte Persönlichkeitsstörung valide erfassen kann. Denn von der Diagnose hängen wesentliche Entscheidungen im Hinblick auf das weitere therapeutische Vorgehen ab*: beispielsweise welche Art von Beziehungsgestaltung ein Therapeut einem Klienten gegenüber realisiert, auf welche Art von Tests sich der Therapeut einstellen muss, mit welchen Arten von Interaktionsproblemen er rechnen muss und wie er konstruktiv damit umgehen kann, welche Arten von Schemata er klären muss u. a.[1*]

Aus unserer Sicht geht es hier auch nicht um die „offiziellen" Diagnosen, die Personen außerhalb der Therapie mitgeteilt werden: Hier besteht durchaus eine Stigmatisierungsgefahr und man sollte vorsichtig damit umgehen (vgl. Fiedler, 1994, 2000; Fiedler & Herpertz, 2016).

Hier geht es um das, was wir *Supervisionsdiagnosen* nennen: Diagnostische Hypothesen, deren Zweck es ausschließlich ist, Teil von *Modellen über Klienten* zu sein (vgl. Sachse, 2017) *und damit Grundlage von therapeutischen Entscheidungen zu werden!* Und eine *solche* Diagnose ist notwendig und wichtig, damit ein Therapeut ein valides Klienten-Modell entwickeln kann: Als eine (mehr oder weniger) gut fundierte und validierte *Hypothese* über die Art des „psychologischen Funktionierens" des Klienten. Denn Diagnosen sind keine „Zuschreibungen", sondern *Heuristiken*: Sie liefern den Therapeuten *Hypothesen* über den Klienten, über die Art seines „psychologischen Funktionierens" etc., z. B. darüber, welche zentralen Beziehungsmotive ein Klient aufweist, welche Tests zu erwarten sind u. a. Aber auch darüber, welche therapeutischen Interventionen mit hoher Wahrscheinlichkeit konstruktiv sein werden.

Natürlich muss ein Therapeut die Hypothesen weiter prüfen, elaborieren, gegebenenfalls modifizieren oder völlig ändern: Diese Prozesse habe ich ausführlich in „Therapeutische Informationsverarbeitung" (Sachse, 2017; aber auch: Sachse, 1992a, 1992b, 1996, 2006c, 2009; Sachse, Breil & Fasbender, 2011) erläutert, daher will ich an dieser Stelle nicht weiter darauf eingehen.

Ein Therapeut sollte eine PD-Diagnose auch möglichst *früh* im Therapieprozess stellen, denn nur dann weiß er z. B. überhaupt, welche *Art* von komplementärer Beziehungsgestaltung er realisieren sollte; nur dann hat er eine Vorstellung davon, welche „hypersensiblen Schemata" ein Klient aufweist (oder aufweisen könnte!) und an welchen Stellen ein Therapeut damit vorsichtig agieren sollte, um keine interaktionellen Krisen zu provozieren.[2]

* Hochgestellte Zahlen verweisen auf weiterführende Literaturangaben in den Endnoten auf Seite 149.

Daher sollte ein Therapeut in der Lage sein, eine solche Diagnose, oder besser gesagt, eine *Hypothese über eine solche Diagnose* (Sachse, 2017) möglichst schon bis zur fünften Therapiestunde aufzustellen. Tut er dies nicht oder kann er es nicht, wird die Therapie dadurch beeinträchtigt. (Natürlich ist dies nicht für alle Klienten möglich: Bei Klienten mit Distanzstörungen wird dies in der Regel länger dauern, da die Klienten hoch misstrauisch sind und den Therapeuten nur sehr allmählich relevante Informationen liefern (Sachse, 2014b; Sachse & Kiszkenow-Bäker, 2016; Sachse, Kiszkenow-Bäker & Schirm, 2015, 2016; Sachse & Sachse, 2017).)

Und: Die Diagnose sollte *zutreffend* (valide) sein, denn nur dann „passt" das therapeutische Handeln auf die spezifische psychische Struktur des Klienten und kann so therapeutisch wirksam werden. Ist die Diagnose unzutreffend, dann wirken die Interventionen im günstigsten Fall gar nicht, im ungünstigen Fall sind sie aber kontraindiziert und verschlechtern die Therapeut-Klient-Beziehung. Daher ist eine valide Diagnostik von Persönlichkeitsstörungen (PD) von großer Bedeutung.

Bedauerlicherweise ist eine solche Diagnostik jedoch sehr schwierig: Klienten mit PD zeigen spezifische Aspekte von Beziehungsgestaltung, von Schemata, von Images und Appellen etc., *die eine valide Diagnostik äußerst stark erschweren*, vor allem bei bestimmten diagnostischen Zugängen wie Interviews oder Fragebögen. Daher kann man Klienten mit Persönlichkeitsstörungen nicht nur im Hinblick auf therapeutische Interventionen nicht genauso behandeln wie Klienten mit Achse-I-Störungen: Man kann dies auch schon auf diagnostischer Ebene nicht tun.

Im Folgenden soll näher auf diese diagnostischen Probleme eingegangen werden.

3 Die Diagnose von Persönlichkeitsstörungen ist schwierig

3.1 Ein psychologisches Modell von Persönlichkeitsstörungen als Ausgangspunkt der Überlegungen

Es wurde ein psychologisches Funktionsmodell für Klienten mit Persönlichkeitsstörungen vorgeschlagen, das sogenannte „Modell der doppelten Handlungsregulation". Es handelt sich dabei um ein allgemeines psychologisches Modell, das spezifiziert, welche psychologischen Prozesse bei PD eine Rolle spielen, wie diese Prozesse interagieren und zu welchen Handlungen und Konsequenzen sie führen.

Dieses Modell wurde für jede einzelne PD genauer ausformuliert und spezifiziert damit, wie eine bestimmte PD „funktioniert" und es lässt sich ableiten, was genau eine spezifische Störung charakterisiert.[3]

Das Modell ist völlig kompatibel mit den bisherigen empirischen Forschungsergebnissen zu PD und hat sich in Therapie-Untersuchungen hochgradig bewährt (vgl. Sachse & Sachse, 2016c, 2016d, 2016e, 2016f, 2016g, 2016h, 2016i).

> Aus diesem Modell lassen sich nun einige Charakteristika von Klienten mit PD ableiten, die deutlich machen, warum genau eine Diagnostik bei diesen Klienten besonders schwierig ist.

3.2 Beziehungsorientierung

Klienten mit PD sind hochgradig beziehungsorientiert: Sie wollen von Interaktionspartnern in bestimmter Weise behandelt werden oder nicht behandelt werden. Sie wollen, dass ein Interaktionspartner eine bestimmte Art von Beziehung zu ihnen aufnimmt. Mit dieser primären Beziehungsorientierung kommen sie auch in die Therapie: Sie wollen damit ebenfalls, dass *der Therapeut* ihnen eine bestimmte Art von Beziehung anbietet (vgl. Benjamin, 1987, 1992, 1993, 1995, 1996; Fiedler, 1998, 2000, 2007).

An anderen Aspekten der Interaktion sind sie (zumindest in der ersten Phase der Entwicklung einer Beziehung) nur zweitrangig interessiert. Damit sind sie auch kaum an einer Bearbeitung von Problemen oder „Störungen" und auch nicht an Fragen der Diagnostik interessiert.

Will ein Therapeut diagnostische Information und erhebt diese in einem Interview oder per Fragebogen, sind die Klienten daran insgesamt nur wenig interessiert und damit nicht sehr stark zu einer Kooperation motiviert. Die Klienten sehen diagnostische Prozeduren nicht als sinnvoll an und sind nur wenig motiviert, sich anzustrengen und dem Therapeuten valide Informationen zu liefern. Allein dies wird die Validität der durch Interviews oder durch Fragebögen gewonnenen Informationen deutlich reduzieren.

3.3 Mangelnde Änderungsmotivation

Persönlichkeitsstörungen sind sogenannte „ich-syntone Störungen" (Fiedler, 1998, 2000, 2005, 2006, 2007, 2014; Fiedler & Herpertz, 2016; Vaillant & Perry, 1988). Das bedeutet, dass wesentliche Aspekte der Störung die Klienten selbst gar nicht stören. Sie sehen zwar unter Umständen die *Kosten* ihres Systems, sehen aber nicht, dass sie an sich selbst etwas ändern sollten.

Klienten mit PD weisen deshalb (in der ersten Phase der Therapie, also in den ersten 5–10 Therapiestunden) nur eine geringe bis *keine Änderungsmotivation* auf: Sie sind nicht geneigt, *sich selbst zu ändern*, therapeutisch mitzuarbeiten, sich anzustrengen etc. *Sie erkennen eigene Probleme und Problemaspekte zum Teil gar nicht* (wegen der hohen Ich-Syntonie) und/oder sie verzerren diese Aspekte systematisch (aufgrund der hohen Selbsttäuschung; Sachse, 2014e) und/oder sie halten Aspekte, die sie sehen, für wenig relevant.

Diese Aspekte sollten die Validität der durch Interviews oder Fragebögen erhobenen Daten *stark* beeinflussen: *Haben die Klienten keine valide Repräsentation relevanter psychischer Faktoren, dann können sie logischerweise darüber auch keine validen Auskünfte geben!* Dieser psychologisch hoch relevante Aspekt wird meines Erachtens nach bei Interviews oder Fragebögen oft systematisch übersehen!

Dies ist ein zentraler psychologischer Faktor: Alle Verfahren, die Klienten Fragen stellen, die Klienten direkt beantworten sollen, gehen davon aus,

- dass den Klienten die relevanten, abgefragten Aspekte repräsentiert und bewusst sind,
- dass die Klienten diese Aspekte aufgrund der Befragung aus dem Gedächtnis abrufen können.

Ist dies (aus welchen Gründen auch immer) nicht der Fall, sind solche Arten des Informationszugangs suboptimal bis sinnlos. Die Klienten sehen den Sinn therapeutischer Maßnahmen kaum ein und sind daher sehr wenig geneigt, mit den Therapeuten wiederum zu kooperieren. Dies erschwert noch einmal sehr stark die Diagnostik. Die Klienten sind damit auch nicht motiviert, sogar bisweilen reaktant, Fragen im Interview oder in Fragebögen zu beantworten.

3.4 Hyper-allergische Schemata

Klienten mit PD weisen immer stark negative Selbstschemata auf, und damit betrachten sie eigene Aspekte ihrer Person immer als negativ, selbstwertbelastend, „brisant" etc. Normalerweise vermeiden sie systematisch eine Konfrontation mit diesen Aspekten.

Werden sie aber durch Fragen auf solche Aspekte gestoßen, kann das starke *Vermeidung* auslösen: Die Klienten geben dem Therapeuten die relevanten Informationen nicht, weil sie diese systematisch aus ihrer Aufmerksamkeit ausblenden. Sie tun dies entweder bewusst-intentional oder automatisiert, was jedoch für die Gabe von Informationen den gleichen Effekt hat.[4]

Oder aber die Frage „triggert" die Schemata und führt zu einer heftigen negativen Reaktion: Der Klient reagiert ärgerlich, *reaktant*, verweigert Information und verschlechtert die Beziehung zum Therapeuten. Außerdem weisen fast alle Klienten mit PD ausgeprägte Regelschemata auf, also Schemata, wie man von Interaktionspartnern behandelt werden will und wie nicht. Verstoßen Interaktionspartner gegen solche Regeln, können sie ebenfalls starke Ärgerreaktionen und starke Reaktanz auslösen. Und dies können auch Interviewer mit ihren Fragen oder Fragebögen. Ärgerreaktionen oder Reaktanz senken jedoch in (extrem) hohem Maße die Kooperationsbereitschaft des Klienten und damit auch seine Bereitschaft, sich mit Fragen auseinanderzusetzen und valide Antworten zu produzieren.

Alle diese Faktoren beeinträchtigen die Validität solcher Erhebungen. Jeder der bisher genannten Problemaspekte ist für sich schon relevant. Leider kommt aber noch ein äußerst wichtiges Problem dazu, dass die Situation sehr stark verschlechtert: *Misstrauen*.

3.5 Misstrauen

Aufgrund der negativen Selbstschemata, vor allem aber aufgrund der negativen Beziehungsschemata, die *alle* Klienten mit PD aufweisen, sind sie Interaktionspartnern und damit auch Therapeuten und Diagnostikern gegenüber (mehr oder weniger) *misstrauisch*: Sie erwarten Bewertung, Abwertung, Kritik, Ablehnung usw. und sind daher überhaupt nicht geneigt, sich von einem Interaktionspartner „in die Karten gucken zu lassen".

Da es sich hier um Schemata handelt, werden die daraus resultierenden Bewertungen auch dann aktiv, wenn die Klienten wissen, dass es sich um Therapeuten handelt: Eventuelle rationale Gegenargumente werden durch das Schema „überschrieben". Oft macht die Tatsache, dass es sich bei den Diagnostikern um Psychologen handelt, alles nur noch schlimmer: Denn Klienten können befürchten, „durchschaut", gegen ihren Willen analysiert zu werden u. Ä.

Die Klienten wenden dann diese Schemata mit sehr hoher Wahrscheinlichkeit auch auf Therapeuten, Interviewer oder dann auch auf Fragebögen an: Sie rechnen in hohem Maße damit, dass die Informationen, die sie geben, *in irgendeiner Weise gegen sie verwendet werden können oder verwendet werden.*

Dieses Misstrauen gibt es bei *allen* Klienten mit PD, aber es ist nicht bei allen Klienten gleich stark: Relativ gering ist es bei Dependenten, stark ist es bei Narzissten, sehr stark bei Zwanghaften und bei Paranoiden. Und Misstrauen zeigt sich nicht erst bei einer ausgeprägten Störung: Es ist schon bei einem leichten Stil von Bedeutung. Dies führt zu einer starken (z.B. Narzissten) bis extrem starken (z.B. paranoiden) Tendenz, dem Interaktionspartner *keine* relevanten Informationen zu geben: Also wichtige Informationen zu verschweigen, zu verfälschen oder zu verzerren.

Bei Klienten mit hoher Kompetenz führt dies dazu, in (extrem hohem Ausmaß!) nach „sozialer Erwünschtheit" zu antworten, also Antworten zu geben, von denen die Klienten annehmen, dass diese „akzeptabel" sind oder dass der Interviewer sie hören will. Und Klienten mit einigermaßen hoher Intelligenz können das ganz gut beurteilen; und selbst, wenn sie falsch liegen, so sind ihre Antworten dennoch unvalide! *Dies sollte die Validität dieser Vorgehensweisen sehr stark reduzieren*, denn die Klienten geben dann Informationen, *die überhaupt nicht auf sie zutreffen*: Folgen Diagnostiker dann aber diesen Informationen, geraten sie schnell auf völlig falsche Spuren!

Misstrauen und das Gegenstück *Vertrauen* hängen nun aber sehr stark mit der Qualität der Beziehung zusammen: Hat ein Therapeut (durch lange und intensive Beziehungsgestaltung!) Vertrauen zum Klienten aufgebaut, dann nimmt das Ausmaß des Misstrauens ab: Dies wird sich jedoch erst nach 5, oft erst nach 10, bei Klienten mit paranoider Störung vielleicht aber auch erst nach 30 Therapiestunden auswirken! Daher: Die Qualität der Informationen, die ich intentional vom Klienten erhalte, hängt stark mit der Qualität der Beziehung zusammen (Sachse, 2003, 2006a, 2006b, 2016c)! Damit muss man sagen:

- In den ersten 5 Stunden wird ein Klient mit PD mit hoher Wahrscheinlichkeit weder dem Therapeuten noch einem Diagnostiker irgendeine persönliche, „brisante", selbstwertbelastende, „kritische" Information geben (zumindest nicht auf einer expliziten, inhaltlichen Ebene!). Damit liefert der Klient aber dem Diagnostiker/Therapeuten gerade *die Information nicht*, die er zur Diagnostik bräuchte!
- Erst mit wachsendem Vertrauen nach der Entwicklung einer tragfähigen Beziehung wird der Klient dem Therapeuten zunehmend relevante Information zur Verfügung stellen.
- Die meisten diagnostischen Prozeduren finden aber genau in *diesem frühen Zeitraum* statt: Damit sind sie *natürlich in hohem Maße invalide* (vgl. Sachse, 2003, 2005b, 2006c, 2006d, 2006e)!
- Und: Die meisten diagnostischen Mittel sind *nicht* in der Lage, implizite Informationen, die ein Klient über die Beziehungsebene kommuniziert, zu nutzen!

3.6 Images und Appelle

Sobald Personen irgendwelche interaktionellen Ziele haben, also etwas Bestimmtes vom Interaktionspartner wollen, müssen sie etwas tun, um es zu erreichen: Sie müssen dem Interaktionspartner deutlich machen, was sie gerne hätten, was er für sie tun kann. Sie müssen irgendwelche Signale senden, die dem Interaktionspartner zeigen, worüber sie sich freuen würden und worüber nicht. Ansonsten kann ein Interaktionspartner nicht wissen, was er für die Person tun kann bzw. wann er etwas tun kann. Diese Signale sind immer *Beziehungsbotschaften*: Sie signalisieren immer, was ein Interaktionspartner für oder in einer Beziehung tun soll.

Diese Botschaften können *explizit* sein: Die Person kann deutlich durch Sprache klar vermitteln, was sie möchte, sie kann es direkt und offen ausdrücken. Dies tun natürlich viele Personen in einigen Situationen. Dennoch ist es bei Beziehungsbotschaften eher wahrscheinlich, dass sie indirekt, implizit gegeben werden: Durch „im Text versteckte Botschaften", also „zwischen den Zeilen", durch Andeutungen, Anspielungen etc. Oder paraverbal durch Stimmlage, Stimmhöhe etc. oder nonverbal durch Blickkontakt, Körperhaltung, Abstand zum Interaktionspartner etc.

Eine Person realisiert aber nun nicht einfach wahllos irgendwelche para- oder nonverbalen Aktionen: Vielmehr werden diese gezielt eingesetzt, um bestimmte interaktionelle Ziele zu erreichen! *Damit dienen sie bestimmten Intentionen und sind Teil bestimmter Strategien.*[5] Caspar (Caspar et al., 2005) würde sie als „interaktionelle Pläne" bezeichnen. Und diese Strategien (oder Pläne) kann man als Images und Appelle bezeichnen.

Images dienen dazu, solche Informationen zu vermitteln, die im Interaktionspartner ein bestimmtes *Bild* der Person vermitteln (z. B. stark sein, kompetent sein oder schwach sein, hilflos sein etc.).

Appelle dienen dazu, einen Interaktionspartner zu einer bestimmten Handlung zu veranlassen. *Images und Appelle werden von Personen als „interaktionelle Strategien zur Erreichung interaktioneller Ziele" universell genutzt*: Jeder verwendet sie, um Einfluss auf Interaktionspartner auszuüben! Man muss jedoch unterscheiden zwischen Images und Appellen, die authentisch sind und solchen, die manipulativ sind, also Teil einer „Spielstruktur".

Authentische Images oder Appelle sind solche, in denen die interaktionellen Ziele transparent sind: *Die Person vermittelt einem Interaktionspartner, dass sie von ihm Dinge will, die sie auch wirklich will.* Die Ziele, die sie kommuniziert, sind auch wirklich die Ziele, die sie verfolgt: Der Interaktionspartner wird nicht über die Ziele getäuscht. Zwar werden solche Images und Appelle auch implizit vermittelt, jedoch kann ein Interaktionspartner (mit etwas empathischer Kompetenz) die gesendeten Botschaften „entschlüsseln" und tut er das, weiß er, was die Person *wirklich* will.

Sehr häufig werden allerdings Images und Appelle als Teil manipulativer Strategien verwendet: In dem Fall hat die Person im Hinblick auf einen Interaktionspartner Ziele, die sie aber *nicht* transparent macht. Vielmehr täuscht sie den Interaktionspartner, indem sie andere „Tarn-Ziele" vorgibt: Der Interaktionspartner wird also über die tatsächlichen Ziele der Person getäuscht.

Da dieser Aspekt bei manipulativen Strategien eine große Rolle spielt, haben wir uns bisher überwiegend mit den manipulativen Aspekten von Images und Appellen befasst: *Man darf aber nicht aus den Augen verlieren, dass es auch authentische Images und Appelle gibt*. Dieser Aspekt ist gerade bei der hier verwendeten Diagnostik von großer Bedeutung.

Aufgrund ihrer kompensatorischen Schemata, die alle Klienten mit Persönlichkeitsstörungen und Persönlichkeitsstilen aufweisen, neigen Klienten dazu, *allen* Interaktionspartnern, auch Therapeuten und Diagnostikern gegenüber, manipulative *Images und Appelle* zu realisieren: Sie stellen sich so dar, wie sie von Interaktionspartnern *gesehen werden wollen,* und nicht so, wie sie (ihrer Meinung nach) sind oder wie sie sich selbst sehen; und sie verschleiern durch die Images und Appelle ihre wahren interaktionellen Ziele.

Images und Appelle sind *„Beziehungsbotschaften"*, keine Inhaltsbotschaften: *Die Klienten senden dem Interaktionspartner Informationen über die Beziehungsebene.* Und das bedeutet, dass diese Botschaften nur zum Teil explizit in sprachlichen Aussagen vorkommen: Sie sind implizit im Text („zwischen den Zeilen"), in nonverbalen und paraverbalen Botschaften kodiert.

Klienten mit PD neigen dazu, ihre Interaktionspartner zu *manipulieren.* Dies kann in sehr hohem (Narzissten, Histrioniker) bis eher geringem Ausmaß (z.B. Selbstunsichere) geschehen. Sie stellen sich daher in einer Weise dar, die *nicht* der Realität, ja nicht einmal der eigenen Selbsteinschätzung entspricht! Und die der Realität ja auch gerade nicht entsprechen *soll*!

Dazu realisieren sie sogenannte Images (Bilder, die beim Interaktionspartner entstehen sollen) und Appelle (Aufforderungen an die Interaktionspartner, meist indirekt, implizit): Mit denen geben sie aber „Informationen" an den Interaktionspartner, die systematisch (und absichtlich!) *falsch* sind!

In gewissem Umfang machen alle Menschen solche Täuschungsmanöver (Sachse, 2007b, 2014b; Mummendey, 1995, 2000; Tedeschi & Norman, 1985; Tedeschi & Riess, 1981; Tedeschi et al., 1973, 1985). Diese Tendenz wird aber stärker, je stärker eine Persönlichkeitsstörung ausgeprägt ist (Sachse, Sachse & Fasbender, 2011). Personen, die nicht darauf trainiert sind, solche Images und erkennen und zu identifizieren, „fallen mit hoher Wahrscheinlichkeit darauf rein": Sie halten die Images für Realität und legen sie ihren diagnostischen Schlüssen zugrunde!

Nach allem, was man heute über Persönlichkeitsstörungen weiß, sind bestimmte Arten von Images und von Appellen typisch für bestimmte Arten von Störungen und das gilt sowohl für authentische, als auch für manipulative Images und Appelle: Klienten realisieren daher Images und Appelle nicht zufällig, sondern systematisch: Daher ist es auch möglich, aus bekannten Images und Appellen valide Schlüsse (über die Diagnostik) zu ziehen!

Die manipulative Selbstdarstellung der Klienten lässt damit nur wenig bis gar keine validen Rückschlüsse (auf vom Klienten geäußerte Inhalte) auf ihre Schemata, Überzeugungen, Handlungen etc. zu! Genau *diese* Art von Selbstdarstellung wird aber durch Interviews in extremer Weise provoziert und sie wird auch durch Fragebögen getriggert: Denn Interviews fordern Klienten ja geradezu dazu heraus, sich selbst in der Weise zu produzieren, die ihnen angenehm ist. Der Interviewer bereitet quasi dem Klienten „die Bühne für seine Selbstdarstellung". Und dies sollte die Validität dieser Instrumente erneut stark beeinträchtigen. Die Selbstaussagen, sowohl bei Interviews, als auch in Fragebögen, sind damit hochgradig *unvalide.* Sie führen auch oft zu *völlig falschen Schlussfolgerungen* über Klienten, führen also Diagnostiker und Therapeuten in die Irre.

Dabei muss man, da Klienten die eigentlich relevante Information verschweigen, verzerren oder systematisch „fälschen", davon ausgehen, dass solche Diagnose-Systeme im Wesentlichen Persönlichkeitsstörungen *übersehen* sollten: Das Risiko, „falsch

Negative" zu erzeugen, sollte deutlich höher sein als das Risiko, „falsch Positive" zu produzieren!

Das einzige Vorgehen, das hier helfen kann, ist ein Verfahren, das Klienten genau in solchen Interaktionen beobachtet und das es erlaubt, solche Images und Appelle reliabel zu erfassen und daraus valide Schlüsse zu ziehen: In diesem Fall könnte sich der Diagnostiker genau dieses Handeln der Klienten zunutze machen.

3.7 Mangelnde Repräsentation

Diagnostische Interviews und Fragebögen machen eine wesentliche Voraussetzung: Sie nehmen an, dass Klienten eine *Repräsentation* wesentlicher psychologischer Aspekte ihrer Störung aufweisen und dass sie eine *valide* Repräsentation dieser Aspekte aufweisen. Denn *nur dann* können sie auf Interview-Fragen oder auf Fragebögen-Fragen zutreffende Antworten geben, die als Grundlage einer Diagnostik betrachtet werden können. Bei PD ist es aber fraglich, ob man bei Klienten durchweg eine solche valide Repräsentation annehmen kann. Die Gründe dafür sind:

- *Ich-Syntonie*: Ich-Syntonie bedeutet, dass den Klienten zentrale psychologische Aspekte ihrer Störung gar nicht als problematisch bewusst sind: Sie empfinden sie als „normal", „ok", nicht auffällig. Und damit sind die Merkmale auch *nicht salient*: Sie sollten der Person entweder gar nicht auffallen oder nicht als etwas wahrgenommen werden, was man besonders beachten oder speichern sollte. Dies sollte aber schon eine Repräsentation relevanter Aspekte erschweren.
- *Vermeidung*: Klienten mit PD zeigen z. T. ein hohes Ausmaß an Vermeidung: Sie vermeiden es, Aspekte ihrer Person wahrzunehmen oder zu analysieren, die sie als problematisch, selbstwertbedrohlich etc. wahrnehmen. Aus diesem Grunde sollten die Klienten viele relevante Aspekte von PD systematisch aus ihrer Aufmerksamkeit ausgeblendet haben.
- *Selbsttäuschung*: Klienten mit PD entwickeln ein z. T. ausgefeiltes System von Selbsttäuschungen: Sie machen nicht nur anderen etwas vor (durch Images und Appelle), sondern sich selbst auch. Und diese Selbsttäuschungsaspekte sollten in hohem Maße valide Repräsentationen relevanter psychologischer Aspekte verhindern.

3.8 Resümee

Ganz allgemein muss man sich Folgendes klar machen: Diagnostische Verfahren, die darauf beruhen, den Klienten *Fragen nach repräsentierter, unangenehmer Information* zu stellen, führen nur dann zu validen Antworten:

1. Wenn man davon ausgehen kann, dass die Klienten über eine valide Repräsentation *der* Informationen verfügen, die jeweils erfragt werden. Ist das nicht der Fall, kann das Verfahren nicht valide sein! Und immer dann, wenn Klienten es (stark) vermeiden, sich selbst mit bestimmten Inhalten zu konfrontieren oder bestimmte

Aspekte systematisch aus ihrer Aufmerksamkeit ausblenden, können sie *nicht* über eine solche Repräsentation verfügen!
Also: Jede Art von Verwendung führt dazu, dass die so erhobenen Daten unvalide werden!

2. Immer dann, wenn Klienten sich durch die Gabe von Information bedroht fühlen, wenn sie annehmen, eine gegebene Information könne zu Abwertung, Kritik, Ablehnung führen oder sonst in irgendeiner Weise gegen den Klienten verwendet werden, werden Klienten entweder keine Information geben, Information verzerren, verändern oder „erfinden".
Also: Mangelndes Vertrauen muss die Validität solcher Erhebungen beeinträchtigen!
3. Wenn Klienten eine (starke) Tendenz dazu haben, sich in bestimmter Weise darzustellen und wollen, dass Interaktionspartner ein bestimmtes Bild entwickeln, dann geben sie Informationen, die *nichts* mit ihnen zu tun haben.
Also: Manipulative Tendenzen beeinträchtigen die Validität solcher Erhebungsmethoden in hohem Maße!

4 Weitere Probleme mit klassischen Diagnosesystemen

Die klassischen Diagnose-Systeme wie das DSM (vom DSM-III; American Psychiatric Association, 1980) über das DSM-III-R (Wittchen et al., 1989), das DSM-IV (Saß et al., 2001) und das DSM-5 (Falkai & Wittchen, 2015)) sowie das ICD (Dilling et al., 2005; Graubner, 2004, 2005) samt der daraus abgeleiteten Checklisten (Bronisch et al., 1995; Hiller et al., 1993, 1995) und Interviews wie SKID-II (Fydrich et al., 1997; Wittchen et al., 1993, 1996) und Fragebögen (Hyler & Rieder, 1987; Hyler et al., 1983, 1990; Loranger et al., 1987; Kuhl & Kazén, 1997; Millon, 1987) unterliegen den Problemen, die (wie ausgeführt) mit einer Diagnose von Persönlichkeitsstörungen konzeptuell verbunden sind: Diese Probleme erschweren es, auf der Grundlage eines Interviews oder eines Fragebogens valide Diagnosen zu stellen.

4.1 Konzeptuelle Probleme

Die Diagnostik-Instrumente weisen aber darüber hinaus noch weitere Probleme auf, auf die hier näher eingegangen werden soll. Diese Probleme sind:

- Die Annahme des DSM, Klienten mit Persönlichkeitsstörungen würden im Denken und Handeln signifikant von den Erwartungen einer Kultur abweichen, ist vollkommen unsinnig: Klienten mit narzisstischer oder histrionischer Persönlichkeitsstörung *definieren* geradezu die Normen der westlichen Kultur! Schizoide Stile gelten als die häufigsten Persönlichkeitseigenschaften in westlichen Industriegesellschaften!
- Die Diagnose-Systeme DSM und ICD enthalten für den Bereich Persönlichkeitsstörungen Kriterien, die weder theoretisch abgeleitet, noch durch systematische Beobachtungen, noch durch empirische Forschungen zustande gekommen sind. Die Kriterien erscheinen willkürlich, z. T. oberflächlich und aus therapeutischer Sicht oft irrelevant.
- Die Annahme von ICD oder DSM, es gäbe eine klare Linie zwischen „gestört“ und „ungestört“, lässt sich empirisch nicht validieren: Forschungen zeigen dagegen, dass Persönlichkeitsstörungen ein *Kontinuum* bilden von leichtem Stil bis zu schwerer Störung. Diese Annahme ist auch für die therapeutische Arbeit von großer Bedeutung.
- Die Festlegung, wann eine Störung wirklich eine Störung wird (Art und Anzahl von zu erfüllenden Kriterien), ist völlig willkürlich: *Es gibt keine empirischen Hinweise dafür, wann ein Stil eine Störung wird* und welche Kriterien dazu in welchem Ausmaß erfüllt werden müssen. Die Definitionen sind hochgradig *willkürlich*!

- DSM und ICD verwenden nur „beobachtbare" Kriterien, keine zu erschließenden Aspekte wie z. B. Schemata, Motive etc. Dabei gehen die Systeme davon aus, dass „Beobachtungen" objektiv und reliabel und von allen Personen in gleicher Weise gemacht werden: Dies ist aber in gar keiner Weise der Fall.
Diagnosen sind jedoch keine Beobachtungen, sondern Konstrukte! Eine Persönlichkeitsstörungsdiagnose ist ein theoretisches Konstrukt. Aus therapeutischer Sicht ist es eine Hypothese, an der sich ein Therapeut zwar orientieren kann und sollte, die jedoch nie „die Realität" abbildet: Im Laufe der Therapie wird sie (hoffentlich!) belegter, fundierter, elaborierter; es bleibt deshalb aber immer noch eine Hypothese.
Diagnosen sind keine „validen Realitätsaussagen": Daran ändert es auch nichts, wenn man Diagnosen auf „Beobachtungen" basiert: Denn Beobachtungen müssen auch von Beobachtern *verarbeitet, interpretiert* werden, wobei der Beobachter Wissen, Annahmen usw. verwendet (Sachse, 2017). Eine Konzentration auf „Beobachtungen" ist daher in gar keiner Weise besser als das explizite Ziehen von Schlüssen aus Daten: Denn zwischen diesen Vorgehensweisen gibt es gar keine prinzipiellen Unterschiede! Die diagnostische Aufgabe besteht immer darin, *aus beobachtbaren Daten solche Schlüsse zu ziehen, dass man auf das Vorliegen eines bestimmten Konstrukts schließen kann.*
Und in diesem Sinne ist die Feststellung von z. B. „Neid" oder „impressionistischem Sprachstil" keine Beobachtung! Denn den Klienten stehen die entsprechenden Informationen nicht auf dem Stirn-Display! Vielmehr sieht ein Diagnostiker immer komplexes Klienten-Verhalten und muss daraus *Schlüsse* ziehen, ob „Neid" oder ein „impressionistischer Sprachstil" vorliegen. Und solche Schlüsse sind damit überhaupt *nicht* prinzipiell anders als Schlüsse auf Schemata oder Motive! Daher beschränken sich DSM und ICD freiwillig auf periphere Informationen, ohne dadurch nennenswert etwas zu gewinnen.
- Die einzelnen Kriterien der DSM- oder ICD-Diagnosen geben nicht an, *wie* relevant sie jeweils für die Stellung einer Diagnose sind: Alle Kriterien sind völlig gleichgeordnet. Theoretisch sind aber mit Sicherheit einige psychologische Aspekte für das psychische Funktionieren der Störung von viel zentralerer Bedeutung als andere. Zum Beispiel ist bei der Diagnose „histrionisch" „Dramatik" ein absolut zentraler Bestandteil der histrionischen Störung, dagegen ist „Suggestibilität" völlig peripher.
- Die Systeme DSM und ICD berücksichtigen immer nur wenige Kriterien und da sie weder deren Relevanz für die Störung, noch deren empirische Validität berücksichtigen, erscheinen die Kriterien willkürlich und zufällig.

4.2 Aktueller Forschungsstand

Betrachtet man, wie viele theoretisch gut abgeleitete oder empirisch valide Kriterien es für eine Persönlichkeitsstörung inzwischen gibt, dann wird klar, dass DSM und ICD theoretisch wie empirisch in gar keiner Weise auf dem neuesten Stand sind (siehe dazu ausführlich Sachse & Kiszkenow-Bäker, 2019). So zeigen sich z. B. bei der narzisstischen Störung über 40 empirisch gesicherte Merkmale, von denen die meisten *nicht* im DSM- (oder ICD-) Katalog auftauchen.

Vergleicht man den Ergebnisstand der Forschung mit DSM- oder ICD-Kriterien, wird sofort erkennbar, dass DSM und ICD den Forschungsstand nicht einmal ansatzweise repräsentieren.

Da es für andere Störungen nicht so viel Forschung gibt, ist die Problematik bei diesen Störungen nicht ganz so ausgeprägt, aber sehr ähnlich, und führt zu den gleichen Schlussfolgerungen. Dies macht aber klar, dass man sich in der psychotherapeutischen Praxis *nicht auf DSM und ICD verlassen kann*: Man kann die dort genannten Kriterien als „erste Heuristiken“ für eine Diagnose-Stellung auffassen, aber nicht als mehr.

4.3 Resümee

Man muss konstatieren, dass die Diagnose von Persönlichkeitsstörungen sehr schwierig ist; nicht alle diagnostischen Probleme können dem DSM oder dem SKID angelastet werden. Man kann die Systeme auch als *einen* Zugang zur Diagnostik verwenden. Allerdings sollte man sich darüber klar sein, dass die Diagnosen, die daraus resultieren, *Hypothesen* sind, die durch weitere Daten und Daten aus dem späteren Verlauf einer Therapie überprüft, abgesichert, elaboriert werden müssen. Das DSM ist keine „Diagnostik-Bibel“, die unanfechtbare Diagnosen liefert. Aus meiner Sicht sollte man sich als Therapeut auch auf keinen Fall auf DSM- oder ICD-Diagnosen allein verlassen.

Teil 2:

Die Vorteile eines diagnostischen Ratingsystems

In diesem Abschnitt sollen die Vorteile einer Diagnostik über ein Ratingsystem, das sich auf die Therapeut-Klient-Interaktion bezieht, dargelegt werden.

Es soll erörtert werden, warum Schlussfolgerungen aus diagnostischen Daten erforderlich sind, und dass es sinnvoll ist, neben den verbal-inhaltlichen Informationen, die ein Klient gibt, Informationen einzubeziehen, die aus dem konkreten Interaktionsverhalten des Klienten abgeleitet werden können. Dadurch können auch dann valide diagnostische Schlüsse gezogen werden, wenn ein Klient verbal Informationen „zurückhält".

5 Diagnostizieren erfordert Expertise – unabhängig vom genutzten System

Ein besonderes Anliegen des DSM war es, Diagnosen „nah an Daten" zu ziehen, auf unmittelbaren „Beobachtungen" von Symptomen und Verhalten aufzubauen und so von (psychoanalytischen) Spekulationen zu befreien (American Psychiatric Association, 1980). Dadurch sollte ein System geschaffen werden, das auf „expliziten und operational definierten diagnostischen Kriterien" aufbaut (Falkai & Wittchen, 2015; Saß et al., 2001; Wittchen et al., 1989), sodass die „Klassifikation psychischer Störungen vorwiegend auf klinischen Beschreibungen" basiert (Wittchen et al., 1989), das Vorgehen ist damit deskriptiv. Dieses objektive Diagnose-System sollte von individuellen Kompetenzen des Diagnostikers weitgehend unabhängig sein.

Vergleicht man dies mit dem hier dargestellten Persönlichkeits-Störungs-Rating-System, dann ergeben sich scheinbar große Unterschiede, denn das Rating-System basiert theoretisch auf psychologischen Konstrukten, die zwar operationalisiert sind, die aber von Ratern mit Daten, die von Klienten „einlaufen", durch Schlussfolgerungen verbunden werden müssen: Die Rater müssen die Klienten-Daten aufgrund ihres Wissens in die relevanten psychologischen Konstrukte „übersetzen". Analysiert man jedoch den Sachverhalt genauer, dann lösen sich die scheinbaren Unterschiede zwischen DSM/ICD und Rating-System auf: Denn dann wird klar, dass auch eine DSM-Diagnose nicht auf „Beobachtungen", sondern auf Schlussfolgerungen basiert.

Bei der psychologischen Diagnostik muss ein Therapeut/Rater *Daten*, die er vom Klienten erhält (verbale, nonverbale, paraverbale), *in psychologische Kategorien übersetzen*: *Jeder Akt des Diagnostizierens ist damit ein Akt des Interpretierens* (das ist auch den DSM-Autoren klar; vgl. American Psychiatric Association, 1980). Der Therapeut/Rater muss die Handlungen eines Klienten aufgrund der Anwendung seines *Wissens* verstehen und aufgrund dessen *Schlüsse* ziehen auf psychologische Konstrukte, in diesem Fall: diagnostische Konstrukte.

Keine Diagnose ist direkt beobachtbar: Beobachtbar sind nur Verhaltensweisen, die ohne Wissen oder Interpretationskontext gar keinen Sinn ergeben. Sinn ergeben sie erst, wenn sie aufgrund psychologischen Wissens in psychologische Konzepte übersetzt werden. Und dazu sind *immer* Schlussfolgerungen erforderlich: Auch die „Verhaltensbeschreibungen" des DSM „verstehen sich nicht von selbst", sondern müssen aus Daten erschlossen werden. Bei Kriterien wie

- zeigt rasch wechselnden, oberflächlichen Emotionsausdruck,
- verlangt nach übermäßiger Bewunderung,
- glaubt von sich, besonders und einzigartig zu sein,
- zeigt Zurückhaltung in intimen Beziehungen etc.,

handelt es sich *keineswegs* um direkt beobachtbare Merkmale: Ein Therapeut/Rater muss aufgrund seines psychologischen Wissens beurteilen, in welchen Verhaltensaspekten sich genau „Verlangen nach Bewunderung", „oberflächliche Emotion", „Einzigartigkeit" oder „Zurückhaltung" manifestiert. Er muss schließen, ob diese Merkmale bei einem Klienten vorliegen und ob sie in ausreichendem Ausmaß vorliegen, ob sie unter Umständen auf andere Faktoren zurückgehen könnten und ob sie in dem beobachteten Kontext Sinn machen.

Der Therapeut/Rater zieht damit eine Reihe von Schlüssen aufgrund von Wissen: Und diese Schlüsse hängen vom Ausmaß seiner Expertise ab. Wie viel ein Rater psychologisch weiß, wie gut sein Wissen organisiert und abrufbar ist, wie schnell er Schlüsse ziehen kann, wie gut er irrelevante Daten ausblenden kann, wie gut er Muster erkennen kann etc. hängt vom Ausmaß seiner Expertise ab.[6] Damit bildet ein Experte durch seine Expertise eine diagnostische Hypothese und deren Validität hängt entscheidend vom Ausmaß seiner Expertise ab. Aus diesem Grund können Anfänger trotz DSM-Definitionen keine validen Diagnosen stellen (was das DSM-5 durchaus einräumt; Falkai & Wittchen, 2015, S. 6).

Und auch Experten „erkennen" durch ihre Schlüsse nicht „die Wahrheit", sie bilden vielmehr *diagnostische Hypothesen*, die unterschiedlich valide sind, abhängig davon,
- wie gut die vom Klienten kommende Information ist,
- wie gut die Expertise des Raters ist,
- wieviel Informationen ein Rater schon hatte, um seine Hypothese zu testen, zu prüfen, zu elaborieren etc.

Damit gilt:
- Die Beschreibungen von DSM und ICD erlauben den Ratern keine direkten Beobachtungen von Fakten.
- Sie ermöglichen vielmehr *Schlussfolgerungen*, aus denen sich diagnostische Hypothesen ergeben.
- Diese Hypothesen können mehr oder weniger valide sein.

Das hier entwickelte Rating arbeitet explizit mit psychologischen Konstrukten wie Motiven, Schemata etc. Diese sind jedoch gut operationalisiert, sodass gut trainierte Rater diese Information auf von Klienten kommende Daten anwenden können.

Und dabei sind die erforderlichen Schlüsse prinzipiell die Gleichen wie bei Anwendung von DSM oder ICD:
- Rater müssen die vom Klienten kommenden Daten in die relevanten theoretischen Konzepte „übersetzen".
- Dazu ziehen sie hypothetische Schlüsse, die mehr oder weniger valide sein können. Und auch hier benötigen Rater ein hohes Ausmaß von Expertise, das sie sich durch entsprechendes Training aneignen müssen (Ericsson, 2002, 2004; Ericsson et al., 1993; Simon & Chase, 1973).

6 Eine mögliche Ergänzung: Das Persönlichkeits-Störungs-Rating-System

Alle diese Argumente machen deutlich, dass ein Therapeut/Diagnostiker, um zu Therapiebeginn zu validen Informationen (vor allem bei Klienten mit PD!) zu gelangen, Folgendes tun sollte:

- Er sollte mit dem Klienten eine *Interaktionssituation* herstellen, in der relevante Schemata getriggert werden, sodass sie sich im Interaktionshandeln des Klienten ausprägen.
- Er sollte diese Situation längere Zeit schaffen, sodass Klienten ihr Verhalten kaum noch kontrollieren können, insbesondere nicht, wenn ihre Schemata *getriggert* sind.
- Er sollte sich zwar auch, aber keineswegs nur, auf verbale Informationen verlassen, sondern auch non- und paraverbale Informationen des Handelns einbeziehen.
- Er sollte die Inhalte nach bestimmten Heuristiken (z. B. für Images und Appelle) scannen, um so typische Muster beim Klienten zu identifizieren.
- Er sollte aber auch langfristig eine vertrauensvolle Therapeut-Klient-Beziehung schaffen, um es dem Klienten zu ermöglichen, dem Therapeuten auch relevante inhaltliche Informationen zu liefern (die dann auch Grundlage der weiteren therapeutischen Arbeit werden).

Alle diese Aspekte sprechen dafür, dass Ratingsysteme, wenn die Informationen von Therapeuten/Diagnostikern mit hoher Expertise ausgewertet werden, validere Informationen ergeben sollten, als Interviews oder Fragebögen.

Als Alternative oder Ergänzung zu einer DSM-/ICD-Analyse bzw. eine Analyse durch das SKID-II und als Alternative oder Ergänzung zu Fragebogenverfahren wurde zur Diagnostik von Persönlichkeitsstörungen das Persönlichkeits-Störungs-Rating-System (PSRS) entwickelt (Sachse, 2015; Sachse, Kiszkenow-Bäker & Schirm, 2016).

Mit dem Persönlichkeitsstörungs-Rating-System (PSRS) sollte ein neues und valides Instrument zur Erfassung von Persönlichkeitsstörungen entwickelt werden. Dabei geht es darum, Persönlichkeitsstörungsdiagnosen direkt aus Therapie-Sitzungen abzuleiten, und zwar sowohl aus der vom Klienten gegebenen Information als auch *aus dem Interaktionsverhalten von Klienten*: Therapeuten sollen in die Lage versetzt werden, aus den von den Klienten erhaltenen Informationen erste Hypothesen und dann valide Diagnosen über Persönlichkeitsstörungen zu stellen (Sachse, 2006b, 2006d).

Damit sollte ein Rating-System etwas Entscheidendes können: Es kann auch dann relevante Informationen zu einer Diagnose gewinnen, wenn Klienten (noch) nicht bereit oder in der Lage sind, solche Informationen explizit auf der Inhaltsebene zu liefern; auch dann, wenn Klienten durch Images oder Appelle versuchen, den Therapeuten zu „täuschen", kann das Rating eben diese Manöver als wesentliche Informationsquellen nutzen. Daher ist das System auch dann sinnvoll anwendbar, wenn Klienten wenig Vertrauen zum Therapeuten haben, Informationen nicht preisgeben wollen oder es nicht können. Diese Aspekte stellen den entscheidenden Vorteil eines Ratingsystems dar!

Nach dem Modell der Doppelten Handlungsregulation geben Klienten den Therapeuten (oder Ratern) Informationen über ihre Persönlichkeitsstörung auf zwei Arten:

1. Sie geben die Information *verbal*, über sprachliche Äußerungen, die sie über sich selbst, ihr Denken, Fühlen und Handeln, ihre Interpretationen, Werte, Ziele, Motive usw. geben. Diese Art von Information ist im vom Klienten produzierten Text (explizit) enthalten und kann vom Therapeuten/Rater verstanden werden, wobei „Verstehen" aber ein hoch komplexer Verarbeitungsprozess ist (genaueres dazu siehe Sachse, 2017). Diese Art der Informationsgabe unterliegt prinzipiell den Problemen, die oben näher behandelt wurden. Im Therapieprozess sind die oben beschriebenen Probleme gegenüber einer diagnostischen Frage-Situation oder einer Fragebogen-Situation aber entschärft und zwar aus folgenden Gründen:
   - Der Therapeut realisiert von Anfang an eine Beziehungsgestaltung, die auf den Aufbau von Vertrauen abzielt: Dies schafft eine entspannte, nicht bedrohliche Atmosphäre zwischen Klient und Therapeut. Das Misstrauen der Klienten kann so zumindest *gemildert* werden.
   - Der Therapeut übt nicht (durch Fragen etc.) Druck auf den Klienten aus: Der Klient kann über alles sprechen, über das er sprechen will, vorausgesetzt, die Information hat etwas mit ihm zu tun. Dies reduziert in hohem Maße Reaktanz und die Tendenz, „für den Therapeuten zu antworten".
   - Der Therapeut versucht, den Klienten in seinen Aussagen zu ermuntern, zu unterstützen und zu motivieren: Dies kann die Motivation des Klienten steigern, dem Therapeuten relevante Informationen zu geben.
   - Der Klient kommt mit einem Anliegen zum Therapeuten, mindestens mit einer Stabilisierungsintention: Er will also in jedem Fall etwas vom Therapeuten. Damit ist ihm aber klar, dass es sinnvoll ist, dem Therapeuten zumindest ein Minimum an Information zu liefern.
   - Der Therapeut hilft dem Klienten aktiv bei der Formulierung, Konkretisierung, Präzisierung und Explizierung von Inhalten: Dadurch kann der Klient seine Repräsentation von Informationen verbessern und ist damit in der Lage, dem Therapeuten relevantere Information zu liefern.

Alle diese Aspekte, so kann man annehmen, wirken sich zu Therapiebeginn relativ schwach aus, aber sie wirken sich aus. Und: Je länger die Therapie andauert, umso stärker wirken sie sich aus. Je besser die Therapeut-Klient-Beziehung wird, desto mehr relevante, peinliche, selbstwertbelastende Information und damit auch relevantere Information wird der Klient dem Therapeuten geben. Je länger die Therapie dauert, desto relevantere Aspekte seines Problems wird der Klient „ansteuern", sodass der Klient immer relevantere Informationen offenlegen wird. Je länger die Therapie dauert, desto besser weiß der Klient über Problemaspekte Bescheid, d.h. das Ausmaß der Repräsentation relevanter Problemaspekte verbessert sich: Und damit erhält der Therapeut notwendigerweise relevantere und validere Information!

2. Die Therapiesituation ist besonders geeignet, Informationen über den Klienten zu erhalten, weil der Klient relevante Informationen in der Interaktion mit dem Therapeuten offenlegt. Der Klient muss mit dem Therapeuten interagieren: Der Therapeut ist ein Stimulus und seine Interventionen sind Stimuli, die Motive, Schemata, Spielstrukturen etc. beim Klienten aktivieren. Dieser Aktivierungsprozess geschieht in der Interaktion, egal ob der Klient es will oder nicht: Der Klient kann seine Gabe verbaler und nonverbaler Information höchstens für kurze Zeit kontrollieren: Schnell aber gibt er dem Therapeuten über sein Interaktionsverhalten Informationen, ob er will oder nicht. Die therapeutische Situation ist damit ein idealer Ort, damit das Interaktionsverhalten des Therapeuten höchst (problem-)relevante
   - Motive,
   - Schemata,
   - Regeln,
   - Images und Appelle

   anregt und den Klienten dazu bringt, diese Aspekte verbal und/oder nonverbal auszudrücken.

Aber: *Sehr viele Informationen über sich selbst gibt der Klient durch Images und Appelle* (Sachse, 1999, 2001b, 2013; Sachse, Sachse & Fasbender, 2011; Sachse, Fasbender, Breil & Sachse, 2012), *also über die Art, wie er die Beziehung zum Therapeuten gestaltet*. Dabei sendet er zum einen authentische Appelle: Diese gehen vor allem auf *Motive* des Klienten zurück; der Klient möchte, dass ein Interaktionspartner ein wesentliches Beziehungsmotiv des Klienten befriedigt und er macht dem Interaktionspartner authentisch, aber implizit deutlich, was dieser dazu tun kann/soll.

Der Klient sendet jedoch auch und bei Klienten mit Persönlichkeitsstörungen *sehr viele* manipulative Images und Appelle: Diese gehen vor allem auf Normen und Regeln zurück. Indem der Klient versucht, den Therapeuten zu manipulieren, kann er zwar *Inhalte* verfälschen, gibt aber dadurch wiederum relevante Informationen, die ein Therapeut verarbeiten und sinnvoll zur Diagnostik verwenden kann: Und *diese* Information gibt er von Anfang an! Daher sind die Aspekte von Images, Appellen und Interaktionsspielen von der ersten Sekunde der Interaktion an wichtige Informationsquellen!

Diese Images und Appelle sind *Beziehungsbotschaften*: Der Klient gibt sie, damit der Therapeut sein Beziehungsangebot zum Klienten in bestimmter Weise gestaltet! Er gibt die Information damit hoch automatisiert und sie ist vom Klienten nur schwer zu kontrollieren, vor allem nicht über längere Zeit hinweg. Daher stellen sie eine Informationsquelle dar, die vom Klienten *nur in geringem Maße verfälscht werden kann*.

Außerdem kann ein Klient in aller Regel nicht bewusst beurteilen, was er durch Images und Appelle über sich preisgibt: Er weiß nicht, welche Schlüsse der Therapeut daraus ziehen kann. Und damit hat er auch nur geringe Tendenzen, die Informationen zu verfälschen! Daher geben Klienten, selbst wenn sie versuchen, auf verbaler Ebene Informationen zurückzuhalten oder zu verfälschen, auf Beziehungsebene eine Fülle von Informationen über sich selbst. Sie geben diese Informationen aber im Wesentlichen über andere Kanäle:

- Nur ein Teil der Information wird explizit in Texten gegeben.
- Viele Informationen werden in Texten indirekt, versteckt, „zwischen den Zeilen“ gegeben.
- Viel an Information wird nonverbal vermittelt: Durch Mimik, Gestik, Körperhaltung, Kleidung, Statussymbole etc. (wie lässig man sitzt, ob man Blickkontakt aufnimmt oder vermeidet, ob man Illustratoren oder Manipulatoren verwendet, ob man formell oder lässig gekleidet ist, auf Aussehen wert legt usw.).
- Informationen werden aber auch paraverbal vermittelt: Durch Stimmlage, Stimmhöhe, Lautstärke, Intonation, Pausen-Struktur etc.

Das bedeutet für verbale/explizite Information:
- Information entwickelt sich im Therapieprozess.
- Mit zunehmendem Vertrauen werden die zugänglichen Informationen relevanter und valider.

Das bedeutet für implizite „Beziehungsinformation“:
- Diese Information ist für den Rater/Therapeuten von Anfang an verfügbar.
- Sie gibt Aufschluss über viele Prozesse des Klienten.
- Der Klient kann diese Information nur schwer „fälschen“ oder kontrollieren.
- Wie verbale Information auch, so muss diese Information vom Therapeuten/Rater verstanden, „dekodiert“ werden.

Viele seiner Reaktionen werden dabei gar nicht verbal sein: Sein verbales Verhalten kann der Klient noch am besten kontrollieren. Die interessanten Reaktionen werden spontane Aussagen über Wünsche, Empfindlichkeiten, Images oder Appelle sein, die der Klient, sobald die Schemata aktiviert sind, hoch automatisiert macht, die der Klient selbst unproblematisch findet, weil sie ich-synton sind (und daher gar nicht kontrolliert!) oder sie sich weitgehend einer bewussten Kontrolle durch den Klienten entziehen.

Betrachtet man dann als Rater eine Aufzeichnung eines solchen Prozesses, dann kann man Schlüsse aus dem Verhalten des Klienten ziehen, z. B.
- Schlüsse über die zentralen Beziehungsmotive,
- Schlüsse über Selbstschemata, Empfindlichkeiten, Voreingenommenheiten des Klienten,
- Schlüsse über Beziehungsschemata,
- Schlüsse über normative Schemata,
- Schlüsse über Regelschemata,
- Schlüsse auf Images und Appelle,
- Schlüsse auf manipulative Strategien.

Alle relevanten psychologischen Aspekte können sich in Images oder Appellen ausdrücken und damit aus solchen erschlossen werden:

Psychologische Aspekte	Beispiele für Images oder Appelle
Motive (z. B. Anerkennung)	Authentische Images oder Appelle wie z. B.: • Gib mir Anerkennung! • Finde mich als Person ok! • Signalisiere mir, dass ich sympathisch bin!
Selbstschemata (z. B. „ich bin ein Versager")	Authentische Images wie: • Ich bin ein Versager! • Ich habe Selbstzweifel! • Ich habe nichts erreicht! Manipulative Images sind Negationen davon: • Ich bin kein Versager! • Ich habe keine Selbstzweifel! • Ich bin nicht gescheitert!
Beziehungsschemata (z. B. In Beziehungen wird man nicht respektiert")	Authentische Images wie: • In Beziehungen wird man kritisiert! • In Beziehungen wird man abgewertet! Manipulative (z. B. selbsttäuschende) Images wie: • In Beziehungen wird man gefeiert! • In Beziehungen bekommt man viel Anerkennung!
Normative Schemata	Manipulative Appelle wie: • Tue alles, um der Beste zu sein! • Vermeide Kritik und Abwertung! • Gib nichts von Dir preis, was gegen Dich verwendet werden kann!
Regel-Schemata	Manipulative Appelle wie: • Behindere mich nicht! • Werte mich nicht ab! • Kritisiere mich nicht!

Damit bekommt ein Rater prinzipiell Informationen über *alle relevanten Variablen*, die eine bestimmte Persönlichkeitsstörung auszeichnen. Nimmt er dann noch die verbalen Informationen dazu und verbindet er sie mit seinen Schlüssen, erhält er eine sehr gute *Datengrundlage*, um eine Persönlichkeitsstörung zu diagnostizieren!

Nach allen diesen Überlegungen erscheint ein Ratingsystem, das auf Therapie-Ausschnitte von erfahrenen Ratern angewandt wird (oder von Therapeuten!) im Vergleich zu SKID-II-Analysen und Fragebögen keineswegs als eine Art „Notlösung": *Es erscheint vielmehr als eine deutlich bessere Lösung als die bisherigen diagnostischen Zugänge!*

Ein Therapeut/Rater kann und sollte aber trotzdem DSM oder ICD als zusätzliche Heuristiken nutzen: Dies kann die Diagnose zusätzlich absichern (Sachse & Kiszkenow-Bäker, 2019).

Teil 3:

Darstellung des Ratingsystems

In diesem Abschnitt sollen die prinzipiellen Vorgehensweisen eines Ratings erörtert werden.

Da ein wesentlicher Aspekt des Ratings die Erfassung von Images und Appellen ist, wird auf diese Aspekte speziell eingegangen. Für die einzelnen Kernaspekte wie Motive, Schemata usw. werden Kriterien dafür entwickelt, woran ein Rater die entsprechenden Aspekte erkennen kann. Für alle vier hier erfassten Persönlichkeitsstörungen werden dann differenziert Rating-Kriterien definiert.

Ein Rating-Auswertungsbogen soll den Ratern das Rating erleichtern und eine Zusammenfassung wichtiger Rating-Aspekte soll die Orientierung erleichtern.

7 Das Persönlichkeits-Störungs-Rating-System

Bei der Entwicklung des PSRS kamen uns Erfahrungen zugute, die wir bei der Entwicklung des Ratingsystems für Bearbeitungsangebote und Bearbeitungsweisen[7] sowie bei der Entwicklung der BIBS (Beziehungs-Inhalts- und Bearbeitungsskala) sammeln konnten[8].

7.1 Der Fokus liegt auf Beziehungsstörungen

In neueren psychologischen Konzepten von Persönlichkeitsstörungen (PD) werden diese im Kern als Beziehungsstörungen aufgefasst (Sachse, 2001a, 2004b).

„Beziehungsstörung" bedeutet, dass sich die Störung insbesondere in Beziehungsaspekten manifestiert: In Arten der Beziehungsgestaltung, in manipulativem Handeln, in „Empfindlichkeiten" im Hinblick auf Feedback etc.

Das bedeutet, dass sich relevante Aspekte von PD auch in zwei Kontexten zeigen:

- In realen Beziehungen: Aspekte von PD werden aktiviert und damit beobachtbar in realen Beziehungs-/Interaktionssituationen.
- Bei der Behandlung von Beziehungsthemen: Wenn die Person über Beziehungen/Interaktionen, ihre entsprechenden Verarbeitungsprozesse, Intentionen, Reaktionen spricht.

Insbesondere reale Interaktionen aktivieren entsprechende Schemata und Verarbeitungsprozesse: Sie aktivieren sie automatisch, schnell und zuverlässig, sodass die Person die entsprechenden Prozesse auch nur schwer kontrollieren kann: Auf diese Weise kann sie ihre entsprechenden Reaktionen auch nur schwer bis gar nicht kontrollieren.

Anders als bei Fragebögen und Interviews, bei denen die Person auf *Inhalte* reagiert, Zeit hat, über Antworten nachzudenken und ihre Antworttendenzen unter Kontrolle hat und deshalb diese stark verfälschen kann, kann die Person dies in realen Interaktionssituationen nicht, nur sehr schwer und auch nicht lange: Sie reagiert spontan und automatisch und sie kann ihre Handlungen, ihr Ausdrucksverhalten etc. nicht völlig kontrollieren. Aus diesem Grund besteht eine hohe Wahrscheinlichkeit dafür, dass sie in ihrem Handeln ihre tatsächlichen Verarbeitungsprozesse erkennbar macht.

Daher muss man annehmen, dass relevante Aspekte von PD in einer Interaktion mit einem Therapeuten aktiviert werden und damit erkennbar werden sollten, insbesondere, wenn der Therapeut auch noch Beziehungsthemen anspricht. Und die relevanten PD-Aspekte sollten in der Interaktion mit dem Therapeuten sofort, schon in der ersten Stunde und den ersten Minuten der Interaktion erkennbar werden: Der Klient reagiert sofort auf die Beziehung zum Therapeuten!

Wesentlich ist es aber auch, dass Therapeuten *Beziehungsthemen* ansprechen: Denn an solchen Themen sollten sich PD-Aspekte manifestieren: In Beziehungen zu Partnern, Freunden, Arbeitskollegen, Chefs etc.

7.2 Grundüberlegungen zum Rating-System

Wir gehen davon aus, dass Persönlichkeitsstörungen (wie andere Störungen auch) komplexe Systeme sind: Um diese zuverlässig einschätzen zu können, braucht ein Rater (Therapeut)

- viel Information,
- valide Information.

Diese beiden Bedingungen entwickeln sich aber im Therapieprozess erst *über die Zeit*:

- Ob ein Klient valide Information gibt, hängt davon ab, wieviel *Vertrauen* er zum Therapeuten hat. Da gerade Klienten mit Persönlichkeitsstörungen oft nicht viel Vertrauen haben und Vertrauen erst langsam entwickeln, ist damit zu rechnen, dass sie belastende und damit hoch relevante Information nicht in den ersten Stunden liefern. Sie geben zwar durch Interaktionen viel Informationen preis, aber viele Informationen werden auf Inhaltsebene zurückgehalten (Sachse, 2006a).
- *Ob ein Therapeut Informationen bekommt, hängt stark davon ab, welche Themen er behandelt: Persönlichkeitsstörungen sind Beziehungsstörungen, also sind Beziehungsthemen relevant*: Thematisiert ein Therapeut irrelevante Themen, erhält er auch irrelevante Informationen.
- Oft sind dem Klienten Aspekte des Problems auch selbst nicht klar und nicht zugänglich: Durch Klärungsprozesse im Therapieprozess werden damit oft überhaupt Informationen erst zugänglich.

Das bedeutet:

- Information entwickelt sich im Therapieprozess.
- Mit zunehmendem Vertrauen werden die zugänglichen Informationen relevanter und valider.
- Mit zunehmender Klärung im Therapieprozess werden die Informationen elaborierter, zentraler und relevanter.
- Daher wird die Qualität der Information im Laufe der Therapie besser.
- Es können auch später im Prozess noch neue Informationen auftauchen, die bisherige Hypothesen umwerfen.
- Aus verfügbaren Informationen können immer nur Hypothesen abgeleitet werden; diese werden immer besser belegt; sie sind aber nie „die letzte Wahrheit".
- Ein Therapeut muss Hypothesen immer modifizieren, ergänzen, umwerfen können.

Klienten mit Persönlichkeitsstörungen vermitteln Interaktionspartnern aber von Beginn der Interaktion an Images und Appelle: Dies tun sie automatisiert, sie bemerken dabei meist nicht, dass sie Interaktionspartnern damit relevante Informationen vermitteln und können dieses Handeln selbst auch nur schwer kontrollieren (und: da sie es meist selbst auch gar nicht als problematisch ansehen, *wollen* sie es meist auch gar nicht kontrollieren).

Nutzt ein Therapeut (oder Rater) nun Images und Appelle als Informationsquelle über Persönlichkeitsstörungen, so steht ihm ein breites Spektrum weitgehend unverfälschter Information zur Verfügung: Images und Appelle zeigen, *dass* eine Persönlichkeitsstörung vorliegt und erlauben erste Informationen über die *Art* der Störung.

7.3 Die Struktur des Rating-Systems

Aus diesen Gründen soll hier versucht werden, ein Rating-System zu entwickeln, mit dessen Hilfe Persönlichkeitsstörungen diagnostiziert werden können. Dieses soll als „Persönlichkeitsstörungs-Rating-System“ (PDRS) bezeichnet werden.

Das Rating-System basiert auf dem Modell der Doppelten Handlungsregulation und auf den störungsspezifischen Ausgestaltungen.

Hier werden Rating-Kriterien für folgende Persönlichkeitsstörungen angegeben:

1. Für die narzisstische Persönlichkeitsstörung und zwar für
   - erfolgreiche Narzissten: NAR,
   - erfolglose Narzissten: ELNAR,
   - gescheiterte Narzissten: GENAR.
2. Für die histrionische Persönlichkeitsstörung und zwar für
   - erfolgreiche Histrioniker: HIS,
   - erfolglose Histrioniker: ELHIS.
3. Für die dependente Persönlichkeitsstörung.
4. Für die selbstunsichere Persönlichkeitsstörung.
5. Als Kontrolle wird ein Rating-System für eine Störung entwickelt, die keine Persönlichkeitsstörung ist: Für die sogenannte „psychosomatische Verarbeitungsstruktur“.

Der Vorteil dieses Ratings ist:

- Es ist theoretisch abgeleitet.
- Es ist theoretisch einheitlich.
- Die Störungen sind durch *zentrale* Aspekte definiert.
- Die Störungen sind eindeutig definiert.

Der Vorteil eines *Rating*-Systems liegt darin, dass Rater sich bei der Analyse nicht allein auf die vom Klienten produzierten Inhalte beziehen, *sondern das gesamte Interaktionsverhalten des Klienten beachten und berücksichtigen*. Und da die wesentlichen Aspekte von Persönlichkeitsstörungen *Beziehungsaspekte* sind, machen sie sich stark in Beziehungsverhalten bemerkbar: So senden Klienten mit Persönlichkeitsstörungen in hohem Maße sogenannte „Images und Appelle“. Diese können gar nicht auf der Inhaltsebene analysiert werden, sondern nur auf der Beziehungsebene: Ein Rater *muss sie als Images und Appelle identifizieren* und damit als „inhaltlich unzutreffend".

Die Rater beobachten das Interaktionsverhalten des Klienten mit dem Therapeuten. Dabei kann der Klient zwar seine Inhalte verzerren und kontrollieren, aber er kann sein Interaktionsverhalten *nie komplett kontrollieren.*

Außerdem stellt der Therapeut einen Stimulus dar, der gerade die Produktion von Images und Appellen evoziert und genau diese Informationen werden systematisch ausgewertet. Der Klient kann gezielt die Informationen auf Fragen verfälschen; der Klient stellt sich jedoch dar und genau das will er gerade und genau dies wird bei dem Rating berücksichtigt.

Es wird auch davon ausgegangen, dass der Rater viele relevante Informationen nicht explizit „sehen" kann, weil der Klient sie gar nicht explizit zur Kenntnis gibt. Es wird vielmehr davon ausgegangen, dass viele Beziehungsinformationen implizit, indirekt gegeben werden und ein Rater (genau wie ein Therapeut) in der Lage sein kann und in der Lage sein muss, solche Informationen valide zu entschlüsseln. Es sind Informationen, die Hinweise geben auf

- zentrale Beziehungsmotive: Auf die wesentlichen Motive, die ein Klient verfolgt wie Anerkennung, Wichtigkeit etc.;
- zentrale Schemata: Auf zentrale Selbst- und Beziehungsschemata, auf normative und Regel-Schemata;
- manipulatives Spielverhalten.

Das Rating gibt daher auch Bedeutungen oder Bedeutungsbereiche an: So spezifiziert das Rating z. B. negative Selbstschema-Annahmen von NAR: Es muss aber klar sein, dass ein Rating hier immer nur *Prototypen* von Annahmen angeben kann, *nie alle* Annahmen, die NAR prinzipiell aufweisen könnten.

Die angegebenen prototypischen Annahmen definieren die *Bedeutung* der Schema-Annahmen, um die es prinzipiell gehen kann. Dadurch sind immer

- die angegebenen Schemata gemeint,
- aber auch alle Annahmen, die eine gleiche oder sehr ähnliche Bedeutung haben wie die angegebenen.

8 Analyse von Images und Appellen

8.1 Einleitung

Wie deutlich geworden ist, spielt bei dem hier dargestellten Rating die Erfassung von Images und Appellen eine große Rolle. Aus diesem Grunde soll dies hier ausführlicher dargestellt werden.

8.2 Was sind Images und Appelle?

Images und Appelle sind Botschaften auf der Beziehungsebene: Mit solchen Botschaften will eine Person einen Interaktionspartner in bestimmter Weise beeinflussen. Images und Appelle dienen also dazu, Informationen über sich selbst und über das, was man vom Interaktionspartner will, „an den Interaktionspartner heranzutragen". Images und Appelle können authentisch sein, indem die interaktionellen Ziele transparent sind. Images und Appelle können jedoch auch die Bausteine einer manipulativen Strategie sein.

Will eine Person ein Image aufmachen, dann will sie, dass beim Interaktionspartner *ein bestimmtes Bild über sie entsteht*: Sie will, dass der Interaktionspartner etwas Bestimmtes über sie annimmt, denkt, weiß, glaubt (z. B., dass sie besonders kompetent ist (NAR) oder dass sie besonders schwach und hilfsbedürftig ist (ELHIS)).

Außerdem will die Person, dass beim Interaktionspartner ein bestimmtes Bild *nicht* entsteht, d. h. der Interaktionspartner soll bestimmte Dinge über die Person *nicht* annehmen, denken, wissen oder glauben (z. B., dass die Person Schwächen hat (NAR) oder dass sie durchaus stark und kompetent ist (ELHIS)). Um dieses Bild zu erzeugen, sendet die Person nun bestimmte Informationen, Botschaften an den Interaktionspartner: Botschaften, die sie z. B. als stark, kompetent und souverän erscheinen lassen. Und sie vermeidet es möglichst, Botschaften zu senden, die auf das Gegenteil hinweisen: Darauf, dass sie Schwächen hat, an bestimmten Stellen inkompetent ist oder schnell zu verunsichern ist.

Appelle sind Botschaften, die einen Interaktionspartner dazu verleiten sollen, etwas Bestimmtes für die Person zu tun. In der Regel etwas, von dem die Person glaubt, dass der Interaktionspartner das ohne diese Intervention *nicht* tun würde. Oder es sind Botschaften, die einen Interaktionspartner *davon abhalten sollen*, etwas Bestimmtes zu tun, meist etwas, von dem die Person glaubt, dass er es ohne diese Intervention tun würde.

Images und Appelle sind meist eng aufeinander bezogen: Eine Person sendet Images, damit beim Interaktionspartner ein bestimmtes Bild erzeugt wird (z. B.

schwach, hilflos zu sein) und an diesem Bild setzt dann der Appell an (nämlich zu helfen, Verantwortung zu übernehmen, sich zu kümmern). Images bereiten somit Appelle vor oder machen den Interaktionspartner für Appelle aufnahmefähig: Gewissermaßen leiten sich Appelle schlüssig aus den Images ab.

Images und Appelle sind Beziehungsbotschaften: Sie dienen dazu, Beziehungen zum Interaktionspartner zu regulieren. Der Interaktionspartner soll eine bestimmte Einstellung zur Person gewinnen und dann wiederum etwas Bestimmtes *auf Beziehungsebene* tun: Aufmerksamkeit geben, loben, helfen, Verantwortung übernehmen etc. Daher sind bei diesen Botschaften die Inhaltsaspekte sekundär: Die Person will nicht, dass ein Interaktionspartner einen Text versteht, sie will, dass der Interaktionspartner eine Botschaft auf Beziehungsebene versteht!

8.3 Besonderheiten von Images und Appellen

Daraus leiten sich einige Besonderheiten von Images und Appellen ab:

1. Images und Appelle werden nur zu einem (geringen) Teil durch expliziten Text vermittelt: Natürlich kann eine Person einen Interaktionspartner explizit auffordern, etwas zu tun; da sie aber davon ausgeht, dass er es nicht von sich aus tun würde, wird sie diesen Weg kaum gehen.
2. Images und Appelle werden verbal meist implizit vermittelt: Indirekt, verschlüsselt, in Andeutungen, Anspielungen, „zwischen den Zeilen". Man stellt Schwäche nicht direkt dar, indem man sagt, man sei schwach; man stellt sie dar, indem man sagt, etwas sei schwierig gewesen, habe Mühe gekostet, sei anstrengend gewesen u.a. Man sagt einem Interaktionspartner nicht direkt, er soll Verantwortung übernehmen: Man äußert, dass man etwas allein nicht mehr kann, dass man nicht gegen Probleme ankommt etc. Damit sendet man Stimuli, die die Normen von Interaktionspartnern anspringen lassen und damit (automatisch) Hilfsbereitschaft und Verantwortung auslösen.
3. Images und Appelle werden aber auch stark *paraverbal vermittelt*, z.B.
   - eine brüchige Stimme macht deutlich, wie elend man sich fühlt;
   - „angehauchte Konsonanten" (wie „hhhier") machen deutlich, dass man am Rande der Belastbarkeit angekommen ist;
   - Pausen heben bestimmte Aspekte hervor („das war sehr .... schwer für mich");
   - die gleiche Funktion erfüllen Betonungen („es war sehr *schwer* für mich");
   - durch Lautstärke kann man Effekte erzielen, indem man „es war sehr schwer für mich" gerade noch hörbar haucht und damit das endlose Leiden betont, dem man unterworfen ist.
4. Nonverbale Aspekte sind besonders wesentlich:
   - Durch Gesten kann man bestimmte Aspekte unterstreichen oder überhaupt erst zum Ausdruck bringen (z.B. Emotion durch heftige Gesten).
   - Durch Mimik kann man Leiden in besonders ausdrucksstarker Weise demonstrieren.

  - Durch Körperhaltung stellt man ebenfalls viele Aspekte dar: mit zusammengesunkenem Körper, wie bedrückt, belastet man ist; durch besonders entspannte Haltung, wie souverän man ist; durch eine selbstwusste Haltung den eigenen hohen sozialen Status.
5. Auch durch die Art von Kleidung, Frisur, Erscheinungsbild kann man viele Images vermitteln: Dass man korrekt ist, hohen Status hat, lässig ist, auf Konventionen pfeift u. a. Ebenfalls das Tragen oder Fehlen von Statussymbolen ist wesentlich: Die Rolex oder eine einfache Uhr, der Benz-S-Klasse oder ein Mittelklassewagen, der Armani-Anzug oder einer von der Stange, eine Riesen-Agenda oder ein kleiner Kalender, Hightech-Equipment oder einfaches Handy. Dies alles sagt etwas darüber aus, wie oder als was man gesehen werden will.
6. „Gesamtkunstwerk“: Eine wichtige Informationsquelle sind auch Diskrepanzen oder Stimmigkeiten zwischen den Informationsquellen. Eine Person kann alle Informationen sorgfältig aufeinander abstimmen, sodass ein „Gesamtkunstwerk“ entsteht. Oder sie kann Diskrepanzen oder Widersprüche herstellen (oder zulassen), die etwas über sie aussagen sollen (Pullover *und* Rolex; Hightech-Equipment *und* einfache Kleidung etc.).

8.4 Das Entschlüsseln von Images und Appellen

Es ist möglich, Images und Appelle systematisch zu analysieren und zu rekonstruieren. Damit kann man entschlüsseln, welche Images genau eine Person sendet – dann weiß man, was genau man denken oder was man glauben soll. Und es ist möglich, die Appelle zu dekodieren – dann weiß man, was genau man tun oder nicht tun soll. Wenn man das verstanden hat, dann hat man den Kern der Manipulation verstanden und gewinnt Freiheitsgrade zurück. Man folgt nicht mehr einfach blind den Images und erfüllt die Appelle, sondern man kann sich entscheiden, ob man dem Bild glaubt oder nicht, ob man die Handlung ausführen will oder nicht. Durch die Analyse von Images und Appellen wird ein Spiel verstehbar und als Spiel erkennbar! Erst dann kann man systematische Gegenmaßnahmen entwickeln.
Leitfragen, die man sich im Hinblick auf die Images der Person stellen sollte, sind:

- Was möchte die Person, was der Interaktionspartner über sie (nicht) denken soll?
- Was möchte die Person, was der Interaktionspartner von ihr (nicht) glauben soll?
- Wie möchte die Person vom Interaktionspartner (nicht) gesehen werden?
- Welches Bild möchte die Person beim Interaktionspartner (nicht) erzeugen)?

Leitfragen im Hinblick auf Appelle sind:

- Was möchte die Person, was der Interaktionspartner (nicht) tut?
- Was soll der Interaktionspartner (nicht) für die Person tun?
- Über welches Handeln des Interaktionspartners würde die Person sich (nicht) freuen?
- Welches Handeln des Interaktionspartners erwartet die Person (nicht)?

Da Images und Appelle Beziehungsbotschaften sind, muss man davon ausgehen, dass diese Botschaften überwiegend implizit vermittelt werden, über paraverbale und nonverbale Kanäle, (über das Auftreten des Klienten, sein Aussehen, seine Kleidung, seine „Accessoires" wie Schmuck, große Agenda etc.). Es genügt nicht, sich allein mit dem Text zu befassen und nur den Text zu analysieren. Es ist wichtig, bei der Analyse von Images und Appellen den Klienten als Ganzes auf sich wirken zu lassen. Dies impliziert zwei Vorgehensweisen:

- Betrachten Sie den Klienten und versuchen Sie, auf viele Aspekte gleichzeitig zu achten: Text, Stimmlage, Betonung, Körperhaltung, Aussehen etc.
- Analysieren Sie nicht im Detail, sondern schalten Sie einen „intuitiv-holistischen Modus" ein. Lassen Sie den Klienten einfach nur auf sich wirken, denken Sie nicht bewusst nach, lassen sie Eindrücke spontan entstehen.

Nur in einem intuitiven Modus werden Sie in der Lage sein, viele relevante Informationen parallel zu verarbeiten. Sobald Sie bewusst nachdenken, können Sie sich nur noch auf wenige Aspekte konzentrieren; da Sie a priori aber nicht wissen, welche Aspekte wichtig sind, ist der Effekt zufallsabhängig.

Stellen Sie sich dann einige Leitfragen, gewissermaßen offen in Ihrem „kognitiven Raum". Versuchen Sie nicht, diese bewusst zu beantworten, sondern lassen Sie die Antworten dazu spontan entstehen. Die Leitfragen sind sozusagen Aufträge, die man an den intuitiv-holistischen Modus richtet – und dann lässt man das System arbeiten! Je mehr man versucht, das System bewusst zu lenken, desto mehr werden die Effekte verwässert.

Wenn Sie eine Situation schaffen, in der der Klient eine manipulative Aktion ausführt – ohne dass Sie mit ihm interagieren müssen –, dann können Sie sich voll auf ihn konzentrieren. Wenn Sie so vorgehen, dann gibt ihnen das System Antworten. Sobald Sie ein Image identifiziert haben, notieren sie es kurz und wenden sich dann wieder dem Klienten zu. Notieren sie die Images sehr kurz und „knackig", etwa wie:

- Ich bin toll!
- Ich bin etwas Besonderes!
- Ich bin hilflos!
- Ich bin arm dran! etc.

Wenn sie einen Appell erkannt haben, notieren sie diesen als kurzen Imperativ, etwa wie:

- Tröste mich!
- Sei für mich da!
- Kümmere Dich um mich!
- Bestätige mich!
- Rette mich!
- Bewundere mich!

Denken Sie daran: Der Betreffende sendet immer mehrere Images und Appelle. Durch das Notieren können Sie diese sammeln und im nächsten Schritt analysieren. Dann können Sie alle Images zusammenstellen, die inhaltlich zusammengehören, und entscheiden, zu welchem „Spiel“ sie gehören, oder rekonstruieren, welchen Gesamteindruck der Betreffende vermitteln will. Genauso können Sie die Appelle zusammenstellen, die inhaltlich zusammengehören, und rekonstruieren, was der Klient insgesamt will, was seine übergreifenden Ziele sind. Dann wissen Sie,

- wie er gesehen werden will bzw. welchen Eindruck er vermeiden will;
- welche Arten von Handlungen er erwartet (oder vermeiden will).

Auf diese Weise rekonstruieren sie übergreifende manipulative Strategien oder ein komplexes Spielverhalten. Und dann können Sie entscheiden, wie Sie damit umgehen wollen.

9 Narzisstische Persönlichkeitsstörungen

Die Ratings für die drei Formen von Narzissmus werden abgeleitet aus der theoretischen Konzeption von Sachse, Sachse und Fasbender (2011), basierend auf den Arbeiten von Sachse (1999, 2001b, 2002, 2004a, 2004b, 2006a, 2006b, 2007a, 2008; Sachse & Müller, 2016; Sachse & Sachse, 2016a; Sachse & Schirm, 2015b; Sachse & Wahlburg, 2017).
Wir unterscheiden drei Formen von Narzissmus:

- Erfolgreiche Narzissten: NAR
- Erfolglose Narzissten: ELNAR
- Gescheiterte Narzissten: GENAR.

Zunächst legen wir die Kriterien für *Narzissmus* fest: Diese Kriterien gelten für alle drei Formen von Narzissmus. Zunächst müssen diese allgemeinen Kriterien erfüllt sein, damit man anschließend die *Form* des Narzissmus feststellen kann.

9.1 Kriterien für Narzissmus

a. Motiv nach Anerkennung

Der Klient hat das Motiv, von anderen Personen Anerkennung zu erhalten, positives Feedback über seine Person zu erhalten, zu hören, dass er ok, liebenswert ist, dass er positive Eigenschaften hat, die von anderen geschätzt werden.
Die Person macht deutlich,

- dass sie einiges tut, um das Motiv zu befriedigen;
- dass sie sich über entsprechendes Feedback freut;
- dass sie leidet, wenn sie das Feedback nicht erhält.

Woran kann ein Rater das Motiv nach Anerkennung erkennen?

Ein Klient lässt im Gespräch mit dem Therapeuten aus Situationsschilderungen erkennen:

- Der Klient möchte von anderen gelobt werden.
- Der Klient freut sich über Lob und Anerkennung, er reagiert positiv auf diese.
- Der Klient möchte positives Feedback von anderen hören, er reagiert positiv auf dieses.
- Der Klient möchte, dass andere ihn gut finden.
- Wenn der Klient keine Signale von Anerkennung erhält, vermisst er dies.

Der Klient lässt diese Aspekte auch unmittelbar in der Interaktion mit dem Therapeuten erkennen:
- Der Klient reagiert positiv auf Lob/Anerkennung durch den Therapeuten.
- Der Klient stellt sich so dar, dass er erkennbar Lob erwartet.

Der Klient sendet *Appelle der Art*:
- Gib mir Anerkennung!
- Sieh meine Stärken!
- Sieh meine Fähigkeiten!
- Sieh, dass ich als Person ok bin!
- Finde mich akzeptabel!
- Finde mich sympathisch!

b. Negatives Selbstschema

Der Klient hat negative Annahmen über sich selbst, seine Liebenswertheit, seine Kompetenzen oder Eigenschaften. Er hat Annahmen der Art, nicht liebenswert zu sein, nicht ok zu sein, nicht kompetent, leistungsfähig, erfolgreich etc. zu sein. Diese Annahmen können variieren von schwach negativ bis hin zu extrem negativ. Die Person lässt Annahmen erkennen wie:
- Ich bin nicht ok.
- Ich bin nicht liebenswert.
- Ich habe keine positiven Eigenschaften.
- Ich bin wertlos.
- Ich bin nicht kompetent.
- Ich bin ein Versager.
- Ich kann Aufgaben nicht bewältigen.

Woran kann ein Rater ein negatives Selbstschema erkennen?

Aus den Schilderungen des Klienten wird Folgendes erkennbar:
- Der Klient hat (manchmal, in manchen Kontexten) Selbstzweifel, er zweifelt daran, dass er etwas kann, schafft etc.
- Der Klient zweifelt (manchmal, in manchen Kontexten) daran, dass er Erwartungen erfüllen kann, dass er gut genug ist.
- Der Klient denkt manchmal, dass er wenig erreicht hat, dass das, was er geleistet hat, nicht genug ist oder nichts wert ist.
- Der Klient denkt manchmal, dass er die Leistungen nicht wirklich erreicht hat, dass sie nicht auf seine Fähigkeiten zurückgehen, nicht „echt“ sind.
- Der Klient reagiert manchmal empfindlich auf Kritik oder Abwertung; er reagiert gekränkt oder beleidigt.
- Der Klient kann manchmal sachliche Kritik von persönlicher Kritik nicht trennen und reagiert auch auf sachliche Kritik empfindlich.
- Der Klient ist manchmal durch Kritik verunsichert, beginnt, an sich, seinen Fähigkeiten etc. zu zweifeln oder er beginnt, sich stärker zu rechtfertigen oder zu verteidigen, als es sachlich notwendig erscheint.

Der Klient zeigt entsprechende Verhaltensweisen auch im Umgang mit dem Therapeuten:

- Der Klient vermeidet die Konfrontation mit eigenen Schwächen, Unzulänglichkeiten etc.
- Der Klient reagiert negativ auf vom Therapeuten geäußerte Inhalte, die er als Kritik oder Ablehnung empfinden kann.
- Der Klient versucht, Themen zu vermeiden, die auf Probleme, Schwächen, Inkompetenzen etc. des Klienten hinweisen könnten oder deren Verfolgung zu solchen Themen führen könnte.
- Der Klient weicht entsprechenden Fragen des Therapeuten aus.

c. Positives Selbstschema

Der Klient weist ein positives Selbstschema auf, das positive Annahmen über die eigene Person, eigene Fähigkeiten etc. enthält. Der Klient hat Annahmen darüber, dass er kompetent ist, erfolgreich ist, leistungsfähig ist etc. Diese Annahmen können variieren von realistisch (soweit man das beurteilen kann) bis stark übertrieben. Der Klient hat Annahmen wie:

- Ich bin (hoch) intelligent.
- Ich bin (besonders) leistungsfähig.
- Ich bin (besonders) erfolgreich.
- Ich kann Probleme (besonders gut) lösen.

Woran erkennt ein Rater ein positives Selbstschema?

Der Klient lässt in seinen Schilderungen Folgendes erkennen:

- Der Klient glaubt, dass er gute Fähigkeiten, Ressourcen, Leistungsfähigkeiten etc. aufweist.
- Der Klient glaubt, dass er intelligent, erfolgreich etc. ist.
- Der Klient macht deutlich, dass er besser, klüger, intelligenter, gebildeter etc. ist als andere.
- Der Klient macht deutlich, dass er Aufgaben besser erledigen kann als andere, dass er Probleme besser versteht etc.
- Der Klient „gibt manchmal an", indem er Besonderheiten seiner Person besonders herausstellt oder betont.

Der Klient zeigt auch im Umgang mit dem Therapeuten folgende Aspekte:

- Er stellt sich selbst als (übertrieben) positiv, selbstsicher, problemfrei, leistungsfähig, kompetent u.a. dar.
- Er gibt dem Therapeuten phasenweise ausschließlich solche Art von Informationen.
- Er betont (in besonderer Weise) seine positiven Eigenschaften.

Der Klient gibt deutlich (und oft übertrieben) positive Images, z.B.:

- Ich bin toll!
- Ich bin (hoch) intelligent!
- Ich bin reflektiert!
- Ich bin (hoch) leistungsfähig!
- Ich strenge mich an!
- Ich bin ausdauernd!

d. Schwankungen zwischen positivem und negativem Selbstschema

Die Klienten schwanken zwischen dem positiven und dem negativen Selbstschema: Der „state of mind" eines Klienten wird manchmal überwiegend vom positiven Selbstschema bestimmt und manchmal vom negativen Selbstschema.

Woran erkennt ein Rater Schwankungen?

Der Klient macht in seinen Schilderungen Folgendes deutlich:

- Ist das positive Selbstschema aktiviert, dann ist der Klient (schwach bis stark) von sich überzeugt, nimmt Herausforderungen an, ist (eher) in guter Stimmung (in einem positiven „state of mind").
- Ist das negative Selbstschema aktiviert, dann ist der Klient (schwach bis stark) von Selbstzweifeln beherrscht, vermeidet Herausforderungen, ist in (eher) niedergedrückter bis depressiver Stimmung (einem negativen „state of mind").
- Der Klient wechselt zwischen diesen beiden „States", auch als Folge schema-auslösender Situationen.

Auch in der Interaktion mit dem Therapeuten schwankt der Klient zwischen positiver Selbstdarstellung und Selbstzweifeln.

e. Beziehungsschemata

Der Klient hat Annahmen darüber, dass er in Beziehungen bewertet wird, dass er abgewertet werden kann, kritisiert werden kann.

Woran erkennt ein Rater Beziehungsschemata?

Der Klient macht in seinen Schilderungen Folgendes deutlich:

- Der Klient glaubt, dass er in Beziehungen eher bewertet wird, abgewertet oder kritisiert wird.
- Der Klient glaubt, dass er in Beziehungen eher sozialen Vergleichen ausgesetzt ist, die zu seinen Ungunsten ausfallen werden oder können.
- Der Klient glaubt, dass er von anderen eher nicht geschätzt oder gemocht wird.
- Der Klient glaubt, dass Informationen leicht gegen ihn verwendet werden können und dass er mit der Gabe von Informationen vorsichtig sein sollte.
- Der Klient gibt an, dass er sich bei zu erwartenden Interaktionen wappnen muss, vorbereiten muss, „auf der Hut sein muss", selbst, wenn dies nicht sachlich begründet erscheint.
- Der Klient gibt an, bei einer zu erwartenden Interaktion Unbehagen zu spüren, Unruhe (und sogar Angst), obwohl dies sachlich nicht begründet ist.

Auch in der direkten Interaktion mit dem Therapeuten zeigt der Klient Vorsicht, Skepsis, Zurückhaltung. Der Therapeut gewinnt den Eindruck, dass der Klient über Informationen verfügt, die er aber nicht äußert.

f. Regel-Schemata

Der Klient setzt ich-bezogene Regeln an andere, die darauf abzielen, nicht behindert zu werden, respektvoll behandelt zu werden, nicht kritisiert zu werden und andere für seine Ziele einzuspannen. Die Regeln

- sind stark ich-bezogen,
- flexibel,
- gelten immer da, wo der Klient ist.

Regeln sind z. B.:

- Man hat mich nicht zu behindern.
- Man darf mich nicht kritisieren.
- Man hat mich als VIP zu behandeln.
- Man hat mir Sonderrechte zu geben.

Woran erkennt der Rater Regeln?

- Der Klient hat deutliche Erwartungen an IP: Er kann sie z.T. explizit formulieren, manchmal sind sie nur aus seinem Verhalten erschließbar.
- Der Klient glaubt, zu diesen Erwartungen legitimiert zu sein und stellt sie daher als Forderungen.
- Werden die Erwartungen nicht erfüllt, reagiert der Klient (heftig) ärgerlich.
- Und er hat eine Tendenz, den „Regelverletzer" zu strafen, abzuwerten u.a.

Aus dem Handeln, den Handlungstendenzen, den Phantasien des Klienten lassen sich Regeln explizieren wie:

- Man hat mich nicht zu behindern!
- Wer mich behindert, stirbt!
- Man hat mir Sonderrechte einzuräumen!
- Man hat mich bevorzugt zu behandeln!

g. Images/Appelle

Der Klient sendet vorwiegend (und z. T. ausschließlich) positive Appelle im Hinblick auf seine eigene Person. Die Klienten senden Images und Appelle an Interaktionspartner der Art:

- Ich bin kompetent.
- Ich bin intelligent.
- Ich habe große Fähigkeiten.
- Ich bin erfolgreich.
- Ich bin ok.
- Ich habe alles im Griff.
- Ich habe keine Probleme.
- Ich bin toll etc.

Die Klienten senden Appelle an Interaktionspartner der Art:
- Bestätige mich.
- Lobe mich.
- Gib mir Anerkennung.

Images und Appelle werden auf die oben beschriebene Art analysiert.

9.2 Erfolgreiche Narzissten: NAR

a. Beziehungsmotiv Autonomie

Der Klient hat ein Motiv danach, über sich und seine Belange selbst zu entscheiden, in diesen Bereichen von anderen unabhängig zu sein und sich nicht von anderen bestimmen zu lassen.
Die Person
- macht deutlich, dass sie einiges tut, um dieses Motiv zu befriedigen,
- macht deutlich, dass sie sich über eine entsprechende Befriedigung freut,
- lässt erkennen, dass sie leidet, wenn sie eine entsprechende Befriedigung nicht erhält.

Woran kann der Rater das Motiv erkennen?

Der Klient macht in seinen Forderungen Folgendes deutlich:
- Der Klient macht deutlich, dass er Domänen bestimmt, in denen er selbst bestimmen will.
- Der Klient wird ungehalten oder ärgerlich, wenn er den Eindruck hat, andere wollen ihn bevormunden, kontrollieren, einschränken oder determinieren.
- Der Klient neigt dazu, auf Einschränkungen hin reaktant zu werden.

Die Tendenz zur Autonomie wird auch in der direkten Interaktion mit dem Therapeuten erkennbar:
- Der Klient legt Wert darauf, Dinge selbst zu entscheiden oder zu tun.
- Er betrachtet Vorschläge des Therapeuten als Einmischung und reagiert mit Abgrenzung oder Ärger.
- Ratschläge o. Ä. machen den Klienten reaktant.

Der Klient sendet Images oder Appelle der Art:
- Lass mich allein bestimmen!
- Halte Dich raus!
- Misch Dich nicht ein!
- Versuche nicht, mich zu kontrollieren!
- Bevormunde mich nicht!
- Ich kann allein über mich entscheiden!
- Ich regle meine Angelegenheiten selbst!

b. Normative Schemata

Der Klient hat normative Schemata der Art:
- Sei der Beste!
- Tue (sehr) viel, um Anerkennung zu bekommen!
- Nimm Herausforderungen an, um Dich zu beweisen!
- Erreiche einen möglichst hohen sozialen Status!
- Sammle symbolische Selbstergänzungen!
- Stelle Deine Erfolge dar!
- Vermeide Fehler!
- Vermeide Kritik, Abwertungen und Bloßstellungen!
- Sei möglichst gut, damit Du auf der sicheren Seite bist!
- Vermeide es, anderen brisante Informationen zu geben!
- Gib möglichst nicht viel von Dir preis!

Woran erkennt der Rater normative Schemata?

Der Klient lässt in seinen Schilderungen Folgendes erkennen:
- Der Klient vermeidet Situationen, in denen er Kritik erhalten oder scheitern könnte.
- Der Klient hat eher Angst vor Prüfungs- und Testsituationen.
- Der Klient gibt Personen, die er nicht gut kennt, nur wenig von sich preis.
- Der Klient zeigt ein kompensatorisches Verhalten, das dazu dient, bei Anderen Anerkennung zu erzeugen.
- Der Klient folgt erkennbar *inneren* Vorschriften: Er hält sich an bestimmte innere Anweisungen, die erkennbar nicht von außen kommen oder ihm von außen auferlegt sind.
- Der Klient hält sich an diese Vorschriften immer oder sehr häufig.
- Ein Nicht-Befolgen dieser inneren Vorschriften erzeugt negative affektive Zustände (der Klient „fühlt sich schlecht"), etwa wie „schlechtes Gewissen" oder Schuldgefühle.
- Verletzt er diese Vorschriften, dann benötigt und zeigt er bestimmte Rechtfertigungen.

Auch in der unmittelbaren Interaktion mit dem Therapeuten ist erkennbar, dass der Klient inneren Vorschriften folgt. Z.B. zeigt der Klient bei der Schilderung bestimmter Handlungen oder bei bestimmten Aussagen Unwohlsein, „schlechtes Gewissen" oder „Schuldgefühle" („das sollte ich nicht tun", „das ist nicht ok").

c. Reales Leistungshandeln

Die Person zeigt in ihren Schilderungen ein (ausgeprägtes) reales Leistungshandeln und dazu eine (hohe) Anstrengungsbereitschaft.
Die Person lässt erkennen,
- dass sie (vor allem beruflich) etwas leistet,
- dass sie sich Ziele setzt,
- dass sie diese Ziele verfolgt,
- dass sie sich zur Erreichung dieser Ziele anstrengt,
- dass sie Ausdauer zeigt,
- dass sie sich immer neue Ziele setzt und zunehmend anspruchsvoller wird.

Woran erkennt der Rater Leistungshandeln?

- Die Klienten zeigen in der Realität (vor allem im Beruf) ein reales Leistungshandeln.
- Sie setzen sich (oft anspruchsvolle) weitreichende Ziele.
- Und sie verfolgen diese Ziele mit großer Anstrengung, Ausdauer und Hartnäckigkeit.
- Damit zeigen sie eine deutliche Anstrengungsbereitschaft.
- Die Person kann dazu neigen, sich selbst oder ihr Leben stark an Leistung auszurichten und sich zu überfordern.

9.3 Erfolglose Narzissten: ELNAR

a. Unrealistisches positives Selbstschema

Die Klienten haben positive Annahmen über sich selbst, die, soweit man das aus der Kenntnis der Klienten beurteilen kann, unrealistisch oder übertrieben sind, d.h. die Klienten *über*schätzen ihre eigenen Kompetenzen, Erfolge etc.

Woran erkennt der Rater ein unrealistisches Selbstschema?

In den Schilderungen des Klienten wird deutlich:

- Der Klient nimmt an (oder behauptet), hoch intelligent zu sein, obwohl es dafür keinerlei Belege gibt.
- Der Klient behauptet, Kompetenzen aufzuweisen, die er aufgrund seines Bildungsstandes tatsächlich nicht aufweisen kann.
- Der Klient behauptet, Erfolge zu haben, die er aber tatsächlich nicht belegen kann oder die er eindeutig nicht aufweist.
- Der Klient zeigt Phantasien, dass ihm Dinge geschenkt werden, dass er (ohne Anstrengung) etwas erreicht, dass er große Gewinne macht o.a.

Der Klient sendet Images über eigene Fähigkeiten, Kompetenzen oder Leistungen, die nach Informationen des Therapeuten (hoch) unrealistisch sind:

- Ich bin hoch motiviert!
- Ich bin hoch intelligent!
- Ich habe außergewöhnliche Fähigkeiten!
- Ich kann Leitungsfunktionen ausfüllen!
- Ich bin (hoch) erfolgreich!

b. Unrealistische Ziele

Der Klient hat Ziele (oder behauptet, Ziele zu haben), die nach Einschätzung seiner realen Kompetenzen und Ressourcen unrealistisch sind.

Woran erkennt ein Rater unrealistische Ziele?

Der Klient lässt in seinen Schilderungen erkennen, dass er Ziele verfolgt, die er aufgrund seiner Kompetenzen, seiner Anstrengungsbereitschaft oder anderer Ressourcen erkennbar nicht erreichen kann, z. B.:

- Der Klient ohne Schulbildung hat das Ziel, „Bundesminister" zu werden.
- Ein Klient ohne Schulbildung will eine „Unternehmensberatung" aufmachen.
- Ein Klient ohne Ausbildung will einen Job, der „mindestens 4.000 Euro pro Monat" einbringt.
- Der Klient ist nicht bereit, sich realistische Ziele zu setzen, da diese „unter seiner Würde" sind.

c. Anstrengungsvermeidung

Der Klient lässt erkennen, dass er keine realen Leistungen erbracht hat oder erbringt und dass er eher alles vermeidet, was mit Anstrengungen verbunden ist.

Woran erkennt ein Rater Anstrengungsvermeidung?

Der Klient lässt in seinen Schilderungen erkennen, dass er sich in Situationen, in denen Anstrengung erforderlich oder sinnvoll wäre, *nicht* anstrengt, dass er Anstrengungen vermeidet oder solche Situationen systematisch vermeidet, z. B.:

- Der Klient tritt Arbeitsamtmaßnahmen nicht an, fühlt sich dadurch schnell überfordert, findet sie „zu anstrengend".
- Der Klient hat schon in der Schule Leistung verweigert und verweigert sie auch aktuell.
- Der Klient verfolgt aktuell keine Tätigkeiten, die mit Anstrengung, Ausdauer, Durchhaltevermögen o. Ä. verbunden sind.

d. Exkulpierendes Verhalten

Die Person nutzt Strategien, um Scheitern zu erklären oder zu entschuldigen, wie:

- Attributionen von Misserfolgen auf externale Ursachen (Eltern, Lehrer, Krankheit, ADHS etc.)
- „Opfer der Umstände oder anderer Personen-Spiele"

Woran erkennt ein Rater Exkulpierung?

Der Klient schafft Konstruktionen und Erklärungen, die deutlich machen, dass nicht er die Verantwortung (z. B. für sein Scheitern) hat, sondern dass Umstände oder andere Personen dafür verantwortlich sind, z. B. macht der Klient Aussagen wie:

- „Wenn meine Eltern mich stärker gefördert hätten, hätte ich die Schule (mühelos) geschafft."
- „Wenn meine Lehrer mich nicht „gemobbt" hätten, wäre ich heute auch Akademiker."
- „Wenn ich nicht ADHS hätte, hätte ich ein Super-Abitur gemacht."
- Im Grunde waren alle immer gegen mich.
- Das Schicksal hat mich beeinträchtigt.
- Die Gesellschaft ist ungerecht.

9.4 Gescheiterte Narzissten: GENAR

a. Leistungsknick

Die Klienten zeigen in ihrer Biographie eine Zeit lang eine hohe Leistungsfähigkeit und Leistungsbereitschaft; an einem Punkt ihrer Biographie gibt es aber einen deutlichen Leistungsknick: Sie weichen Leistungen, Prüfungen, Erprobungen aus und „stecken fest". Sie können weder weiter leisten, noch aus dem System aussteigen.

Woran erkennt ein Rater einen Leistungsknick?

Ein Klient hat eine Zeit lang (hohe) Anstrengungsbereitschaft gezeigt und war in seinem Kontext (relativ) erfolgreich: Von einem Zeitpunkt an ändert sich das Verhalten des Klienten, indem er Leistung und Anstrengungen vermeidet, z. B.:

- Der Klient geht nicht mehr zu Seminaren, Kursen etc.
- Der Klient vermeidet Prüfungen, Referate, Situationen, in denen er beurteilt werden kann.
- Der Klient „kann sich nicht mehr konzentrieren", fängt an, ein Buch zu lesen, bricht die Aktion ab.
- Der Klient kann sich aber auch nicht entscheiden, konsequent nichts zu tun oder sich entscheiden, aus dem Leistungsbereich auszusteigen.

b. Hohe Erwartungsorientierung

Die Klienten orientieren sich stark an der Erwartung anderer, vor allem der Eltern: Sie möchten deren Erwartungen (unbedingt) erfüllen und möchten diese auf keinen Fall enttäuschen.

Woran erkennt ein Rater eine hohe Erwartungsorientierung?

Ein Klient macht in seinen Schilderungen deutlich, dass ihm sehr viel daran liegt, wie andere über ihn denken oder ihn beurteilen; er versucht in hohem Maße, es (bestimmten) Interaktionspartnern recht zu machen und ihre (vermeintlichen) Erwartungen zu erfüllen oder sogar überzuerfüllen. Der Klient hat (große) Angst davor, von Interaktionspartnern abgewertet/negativ beurteilt zu werden und versucht, dies möglichst zu vermeiden. Beispiele:

- Ein Klient hat das Studium angefangen, weil sein Vater (oder eine andere wichtige Bezugsperson) dies wollte.
- Ein Klient will das Studium erfolgreich abschließen, weil sein Vater will, dass er dies tut.
- Ein Klient ist im Studium schlecht aber verheimlicht seinem Vater diese Tatsache.
- Der Klient kann nicht aus dem Studium aussteigen aus Angst, seinen Vater zu enttäuschen.

Und:
- Der Klient macht sich (viele) Gedanken darüber, was andere über ihn denken oder von ihm halten.
- Der Klient versucht, es anderen recht zu machen.
- Der Klient will andere nicht enttäuschen.
- Der Klient kann es nur schwer aushalten, wenn andere enttäuscht sind, schlecht denken etc.

c. Geringe Autonomie

Die Klienten haben nur eine geringe Tendenz, über sich, ihr Leben oder bestimmte Lebensbereiche selbst bestimmen zu wollen.

Woran erkennt ein Rater geringe Autonomie?

„Geringe Autonomie" ist im Wesentlichen durch das *Fehlen* von Autonomie definiert: Man erkennt eben Bestrebungen nach Autonomie *nicht*: Der Klient lässt nicht erkennen, dass er Entscheidungen selber treffen will und über sich selbst bestimmen will. Vor allem erkennt man typische Reaktionen auf Autonomie-Verletzungen nicht. Der Klient lässt sich bevormunden und kontrollieren, ohne zu protestieren; er lässt sich Vorschriften machen, ohne reaktant zu werden. *Beispiele*:
- Der Klient definiert keine Domänen, in denen er selbst bestimmen will.
- Der Klient reagiert nicht empfindlich darauf, wenn andere sich einmischen, ihm sagen, was er zu tun hat oder versuchen, ihn zu kontrollieren.

d. Hohe Alienation

Die Klienten zeigen ein hohes Maß an Entfremdung vom eigenen Motivsystem: Sie wissen nur wenig darüber, was sie möchten, welche Ziele ihnen wirklich wichtig sind, was sie zufrieden machen würde oder auch darüber, was sie nicht möchten.

Woran erkennt ein Rater hohe Alienation?

Alienation bedeutet, dass ein Klient nicht weiß, was er möchte oder nicht möchte, dass er seine eigenen Präferenzen, Vorlieben oder Abneigungen nicht kennt; entweder ganz allgemein oder im Hinblick auf bestimmte Inhaltsbereiche.

Ein Klient macht das deutlich, indem er äußert, dass er nicht weiß, was er will, nicht weiß, was ihn zufrieden macht, ihm Spaß macht, aber auch nicht weiß, was ihn stört.

Er macht auch deutlich, dass er schon öfter falsche Entscheidungen getroffen und erst später gemerkt hat, dass er sich falsch entschieden hat; insgesamt zeigen die Klienten auch erhöhte Entscheidungsschwäche. Beispiele:
- Der Klient gibt an, nicht zu wissen, was er eigentlich will.
- Er kann auf entsprechende Fragen keine Antwort geben.
- Der Klient weiß nicht, was für ihn gut ist, was ihm gut tut oder was ihm nicht gut tut.
- Der Klient weiß nicht, was ihm wichtig ist, was er eigentlich anstrebt.
- Der Klient spürt wenig von eigenen Affekten oder kann sie nur schlecht deuten.
- Der Klient trifft häufig Entscheidungen und erkennt anschließend, dass sie falsch waren.
- Der Klient hat oft Entscheidungsschwierigkeiten.

10 Histrionische Persönlichkeitsstörung

Die Kriterien für die Formen der histrionischen Persönlichkeitsstörung (HIS) werden abgeleitet aus Sachse, Fasbender, Breil und Sachse (2012), basierend auf den Arbeiten von Sachse (1999, 2001b, 2002, 2004a, 2004b, 2006a, 2007a, 2008; Sachse & Fasbender, 2013; Sachse & Sachse, 2016e; Sachse & Schirm, 2015b).

Ähnlich wie bei Narzissten, so gehen wir auch bei der histrionischen Persönlichkeitsstörung davon aus, dass es Charakteristika gibt, die die „Kernstörung" einer „histrionischen Persönlichkeitsstörung" definieren, und dass es Charakteristika gibt, die erfolglose und solche, die erfolgreiche Histrioniker definieren.

Die Charakteristika einer histrionischen Persönlichkeitsstörung sind:

1. Zentrales Beziehungsmotiv: Wichtigkeit.
2. Zentrales Selbst-Schema ist ein Schema, das sich um die Annahme „ich bin nicht wichtig" zentriert.
3. Zentrale Beziehungsschemata sind Annahmen, man werde in Beziehungen nicht ernst genommen, erhalte keine Aufmerksamkeit, werde nicht gesehen u. Ä.
4. Zentrale Norm-Schemata drehen sich darum, sich selbst wichtig zu machen und Aufmerksamkeit zu erlangen.
5. Zentrale Regel-Schemata schreiben anderen vor, die Person ernst und wichtig zu nehmen.

Anders als bei Narzissten, bei denen sich erfolgreiche und erfolglose Narzissten in mehreren Aspekten unterscheiden, unterscheiden sich erfolgreiche (HIS) und erfolglose (ELHIS) Histrioniker lediglich in der Realisierung positiver und negativer manipulativer Strategien sowie der dazugehörigen Images und Appelle.

Erfolgreiche Histrioniker (HIS) charakterisieren sich somit durch:

1. Positive Images: Sie senden Images wie „ich bin attraktiv, unterhaltsam, interessant etc.", also Images, die (zunächst einmal) positiv auf Interaktionspartner wirken (können).
2. Positive Appelle: Die Person sendet Appelle wie „gib mir Aufmerksamkeit", „beachte mich", also Appelle, die ebenfalls auf Interaktionspartner (eher) positiv wirken (können).
3. Positive manipulative Strategien: Die Person verwendet manipulative Strategien, die potenziell wesentliche Motive eines Interaktionspartners ansprechen, wie: Unterhaltsam sein, sexy sein etc.

Dagegen charakterisieren sich erfolglose Histrioniker (ELHIS) durch:
1. Negative Images: Sie senden Images, die eher das Norm-System eines Interaktionspartners ansprechen, wie: „Ich bin schwach, hilflos", „ich brauche Unterstützung" usw.
2. Negative Appelle: Das Gleiche gilt für die gesendeten Appelle. Diese sind von der Art: „Rette mich", „schone mich" etc.
3. Negative, manipulative Strategien: Es sind Strategien, die von Anfang an eher unangenehm und belastend auf Interaktionspartner wirken, wie Jammern, Klagen, Nörgeln etc.

Es gibt an dieser Stelle noch einen gravierenden Unterschied zwischen NAR und HIS, der für das Rating noch relevant ist: *Erfolgreiche und erfolglose Narzissten überlappen sich in ihren Kriterien nicht: Die Kriterien für NAR und ELNAR schließen sich vielmehr gegenseitig aus.* Dies ist aber für HIS und ELHIS nicht der Fall: Theoretisch muss man annehmen,
- dass eine Histrionikerin *dann* erfolgreich ist, wenn sie mehr positive Strategien aufweist als negative; sie kann aber *auch* negative Strategien aufweisen, auf die sie „im Notfall" effektiv zurückgreifen kann;
- dass eine Histrionikerin *dann erfolglos* ist, wenn sie mehr negative Strategien aufweist als positive; sie kann damit aber durchaus *auch* positive Strategien aufweisen!

Das bedeutet, dass sich die Definitionsbereiche von HIS und ELHIS *überlappen* (und nicht, wie bei NAR, gegenseitig ausschließen). Dies hat für die Berechnung der Kennwerte für HIS (und für NAR) deutliche Konsequenzen.

10.1 Kriterien für die histrionische Störung

a. Beziehungsmotiv Wichtigkeit

Die Klienten weisen ein Motiv nach Wichtigkeit auf: Sie wollen im Leben anderer Personen eine wesentliche Rolle spielen und wollen ein Feedback, das auf genau das hinweist. Sie wollen
- Aufmerksamkeit.
- Ernstgenommen werden.
- Gesehen und gehört werden.
- Respektiert werden.

Die Person
- macht deutlich, dass sie einiges tut, um dieses Motiv zu befriedigen,
- macht deutlich, dass sie sich über eine entsprechende Befriedigung freut,
- lässt erkennen, dass sie leidet, wenn sie eine entsprechende Befriedigung nicht erhält.

Woran erkennt ein Rater das Motiv Wichtigkeit?

In den Schilderungen des Klienten wird deutlich, dass der Klient (sehr) gerne im Zentrum der Aufmerksamkeit steht, gehört oder gesehen werden möchte oder Signale bekommen will, dass er für andere bedeutsam ist.

Er kann es kaum ertragen, keine Aufmerksamkeit zu bekommen, ignoriert, übersehen zu werden oder keine Rolle zu spielen. Beispiele:

- Die Klienten möchten, dass man sie anruft, sie beachtet, gerne Zeit mit ihnen verbringt, ihnen zuhört, sie respektiert, sie ernst nimmt.
- Bekommen sie solches Feedback von anderen (vor allem von wichtigen Personen), dann reagieren sie positiv darauf.
- Erhalten sie ein solches Feedback nicht, dann leiden sie.

Der Klient zeigt solche Aspekte auch in der direkten Interaktion mit dem Therapeuten: Er reagiert positiv auf Aufmerksamkeit und negativ, wenn er den Eindruck hat, nicht (genügend) gesehen zu werden.

Der Klient sendet Images oder Appelle der Art:

- Mach mir deutlich, dass ich für Dich wichtig bin!
- Gib mir Aufmerksamkeit!
- Nimm mich ernst!
- Setze Dich mit mir auseinander!
- Nimm zur Kenntnis, wie es mir geht und wie ich mich fühle!

b. Selbstschema

Das Selbstschema ist negativ und enthält zentral Annahmen, nicht wichtig zu sein und für andere keine Bedeutung zu haben.
Annahmen sind:

- Ich bin nicht wichtig.
- Ich habe anderen nichts zu bieten.
- Ich bin anderen egal.
- Ich bin langweilig.
- Ich gehöre nicht dazu.

Woran erkennt der Rater ein negatives Selbstschema?

Hat der Klient ein solches negatives Selbstschema, dann wird es oft und in vielen Situationen aktiviert: Der Klient hat auch in Situationen, in denen eine solche Interpretation nicht naheliegt, den Eindruck, ignoriert zu werden, nicht wichtig zu sein etc. Dies führt zu stark negativen affektiven Zuständen, die der Klient nicht ignorieren kann und die er daher dem Therapeuten mit hoher Wahrscheinlichkeit auch berichtet:

- Ein Klient mit einem solchen Schema fühlt sich oft nicht ernst genommen, ignoriert, nicht ausreichend beachtet.
- Er hat oft den Eindruck, zu wenig Aufmerksamkeit zu bekommen, zu wenig Beachtung zu erhalten.
- Der Klient verzerrt manchmal die Realität: Obwohl er viele Anrufe von anderen erhält, behauptet er, „niemand ruft mich an“.

- Der Klient wertet Signale von anderen ab: Signale von Interaktionspartnern, die man als Wichtigkeitssignale auffassen kann, erkennt der Klient nicht als solche.

Auch in der direkten Interaktion mit dem Therapeuten kann das Schema schnell getriggert werden: Der Klient kann beleidigt, „eingeschnappt", gekränkt reagieren und kann meist (und will meist auch gar nicht) diese Effekte vor dem Therapeuten verbergen, sodass ein Beobachter sie gut erkennen kann.

Aktivierungen des negativen Selbstschemas führen oft zu Images wie:
- Ich bin nicht/niemandem wichtig!
- Keiner interessiert sich für mich!
- Keiner kümmert sich um mich!
- Alle ignorieren mich!
- Keiner geht auf mich ein!
- Niemand versucht, mich zu verstehen!

c. Beziehungsschemata

Die Person zeigt Beziehungsschema-Annahmen wie:
- In Beziehungen erhält man keine Signale von Wichtigkeit.
- In Beziehungen erhält man keine Aufmerksamkeit.
- In Beziehungen wird man nicht gehört, nicht gesehen, ignoriert.
- In Beziehungen wird man nicht respektiert.
- In Beziehungen wird man nicht ernst genommen.

Woran erkennt ein Rater Beziehungsschemata?

Beziehungsschemata machen sich vor allem in negativen Erwartungen oder Voraussagen der Person bemerkbar: Die Person glaubt, dass ein Partner sie (sowieso) nicht beachten wird, ignorieren wird etc.; sie glaubt, dass sie die Wichtigkeit für eine andere Person verlieren kann oder wird.

Sie antizipiert auch konkrete Situationen, in denen sie ignoriert, nicht wahrgenommen etc. wird.

Dies zeigt sich auch in der direkten Interaktion mit dem Therapeuten: Auch da erwartet sie, dass der Therapeut jederzeit sein zugewandtes Verhalten ändern könnte. Der Klient sendet Images der Art:
- Andere nehmen mich ohnehin nicht wahr!
- Andere nehmen mich ohnehin nicht ernst!
- Andere kümmern sich sowieso nicht um mich!
- In Beziehungen bekommt man ohnehin nicht, was man braucht!

d. Norm-Schemata

Die Person hat die Annahme: „Weil ich als Person nicht für andere wichtig bin, muss ich mich wichtig machen."
Daher hat sie Annahmen wie:
- Sei für andere wichtig.
- Sei die Wichtigste.

- Tue alles, was Dich wichtig macht.
- Tue alles, was Dir Aufmerksamkeit einbringt.
- Vermeide Situationen, in denen Du keine Aufmerksamkeit erhältst, ignoriert wirst, nicht respektiert wirst.

Woran erkennt ein Rater Norm-Schemata?

Die grundlegenden Charakteristika von Norm-Schemata sind die Gleichen wie bei Narzissten:

- Der Klient hat den Eindruck, ständig „etwas machen zu müssen".
- Der Klient tut viel dafür und hat den Eindruck, viel dafür tun zu müssen, Aufmerksamkeit zu erhalten.
- Der Klient hat den Eindruck, dass er nicht „von sich aus" Aufmerksamkeit erhält.
- Der Klient ist immer „alarmiert", um alle Situationen zu nutzen, um Aufmerksamkeit etc. zu erhalten.
- Klienten empfinden dieses Vorgehen selbst als anstrengend.
- Lässt der Klient in seinem Bemühen, Aufmerksamkeit etc. zu bekommen, nach, treten Angst oder unangenehme affektive Zustände auf, die eine Person nur schwer ertragen kann.

Auch in der Interaktion mit dem Therapeuten bemühen sich die Klienten aktiv, Aufmerksamkeit zu erhaschen.

e. Regel-Schemata

Die Charakteristika der Regel-Schemata sind die Gleichen wie bei Narzissten.

Die Klienten stellen meist *hohe* interaktionelle Erwartungen an Interaktionspartner. Diese Erwartungen sind manchmal sehr stark, sehr ausgeprägt und sehr absolut. Die Person zeigt Regel-Schemata-Annahmen wie:

- Andere müssen mir Aufmerksamkeit geben – immer, in sehr hohem Ausmaß, ohne Ausnahme.
- Mir steht Respekt zu.
- Andere müssen mich sehen/hören/beachten.
- Andere müssen mir zeigen, dass ich ihnen wichtig bin – immer, in sehr hohem Ausmaß, ohne Ausnahme.
- Andere haben sich um mich zu kümmern – immer, in sehr hohem Ausmaß, ohne Ausnahme.
- Andere müssen mich ernst nehmen – immer, in sehr hohem Ausmaß, ohne Ausnahme.

Wie erkennt ein Rater Regel-Schemata?

- Der Klient überwacht in hohem Maße den Interaktionspartner danach, ob er von diesem genügend Aufmerksamkeit, Respekt etc. erhält.
- Er reagiert oft „allergisch" darauf, wenn er den Eindruck hat, dass das nicht der Fall ist.
- Hat der Klient den Eindruck, dass Regeln verletzt werden, kann der Klient manchmal sehr heftig darauf reagieren: Laut, aggressiv, vorwurfsvoll etc.

Das zeigt sich auch in der direkten Interaktion mit dem Therapeuten: Fühlt sich der Klient ignoriert (z. B. weil ein Therapeut auf die Uhr schaut), kann der Klient ihn heftig attackieren: Die Heftigkeit der Attacke steht dabei meist in keinem Verhältnis zu der „Verfehlung".

Klienten setzen oft starke, starre oder überzogene Regeln der Art:
- Wenn ich etwas möchte, dann hat der Interaktionspartner das auch zu tun und wehe nicht!
- Man hat mir zuzuhören, ansonsten darf ich wütend werden!
- Man hat mir uneingeschränkte Aufmerksamkeit zu geben, ansonsten fordere ich sie ein!
- Man hat sich mit mir auseinanderzusetzen, ansonsten lernt man mich kennen!

10.2 Positive Strategien

a. Positive Images

Die Klienten senden positive Images an Interaktionspartner: Also Images, die mit hoher Wahrscheinlichkeit bei Interaktionspartnern „gut ankommen", deren Motive und Erwartungen erfüllen.
Die Person realisiert Images wie:
- Ich bin attraktiv.
- Ich bin begehrenswert.
- Ich bin unterhaltsam.
- Ich bin interessant.

Sie realisieren diese Images durch verbale Aussagen, im Wesentlichen aber durch Handlungen: Selbstdarstellungen, Unterstreichungen der Attraktivität, auffällige Kleidung, auffälliges Interaktionsverhalten, provokantes Handeln, erotische Ausstrahlung, sexualisierte Anzüglichkeiten u. Ä.

b. Positive Appelle

Die Klienten senden positive Appelle an Interaktionspartner, also Appelle, auf die Interaktionspartner eher positiv reagieren und auch gerne darauf eingehen.
Die Person sendet Appelle der Art:
- Gib mir Aufmerksamkeit!
- Respektiere mich!
- Nimm mich wahr!
- Konzentriere Dich auf mich!

Auch Appelle können direkt verbal kommuniziert werden: Meist werden sie aber indirekt transportiert: Durch Demonstration von Leiden, Unwohlsein, Langeweile, negative Stimmungen; durch paradoxe Aufforderungen („Du musst Dich jetzt nicht um mich kümmern!") u. a.

c. Positive manipulative Strategien

Die Klienten realisieren positive, manipulative Strategien, also solche, die eher gut bei Interaktionspartnern ankommen. Die Person verwendet positive, manipulative Strategien wie:

- Gut aussehen.
- Unterhaltsam sein.
- Sexy sein.
- Erotische Ausstrahlung haben.
- Gut Konversation machen können.
- Flirten können etc.

10.3 Negative Strategien

a. Negative Images

Die Klienten realisieren negative Images, d.h. Images, die bei Interaktionspartnern eher nicht positiv ankommen, sondern Aspekte wie Bedauern, Mitleid, Hilfsbereitschaft etc. aktivieren. Die Person sendet Images wie:

- Ich bin schwach, hilflos.
- Ich bin arm dran.
- Ich leide.
- Ich kann nichts tun.
- Ich brauche Unterstützung, Hilfe, Kümmern.

Die Images können von leichten Ausprägungen („ich fühle mich unwohl") bis hin zu massiven Demonstrationen von Leiden variieren. Demonstriert werden auch Hilflosigkeit, Verlassensein, Kontrollverlust, Unfähigkeit, etwas zu ändern u.Ä.

b. Negative Appelle

Die Klienten senden negative Appelle, also solche, auf die die Interaktionspartner nicht gerne reagieren, sondern bei denen sie sich zu Reaktionen verpflichtet fühlen. Die Person sendet Appelle wie:

- Rette mich!
- Schone mich!
- Kümmere Dich um mich!
- Solidarisiere Dich mit mir!

Genau wie bei positiven Appellen werden negative Appelle meist nicht verbal, sondern durch demonstratives Handeln vermittelt.

c. Negative manipulative Strategien

Die Klienten realisieren negative manipulative Strategien, also solche, die nicht positiv auf Interaktionspartner wirken, sondern denen sie nur folgen, weil sie glauben, dass sie es sollten oder müssen. Die Person verwendet negative, manipulative Strategien wie:

- Jammern.
- Klagen.
- Nörgeln.
- Sich als schwach und hilflos darstellen.
- Produktion von Symptomen.

10.4 Erfolgreiche (HIS) und erfolglose (ELHIS) Histrioniker

Es muss nur eingeschätzt werden, ob ein Klient überwiegend (oder ausschließlich) positive Strategien anwendet oder ob er überwiegend (oder ausschließlich) negative Strategien anwendet. Es gilt:

- HIS, wenn die Klienten ausschließlich oder überwiegend positive Strategien anwenden;
- ELHIS, wenn die Klienten ausschließlich oder überwiegend negative Strategien anwenden.

HIS verprellen zwar auch oft Interaktionspartner, schaffen es aber immer wieder, sich einen Freundes- und Bekanntenkreis aufzubauen. ELHIS haben für Histrioniker einen untypisch kleinen Bekanntenkreis, oft nur Familie; manchmal sind sie völlig sozial isoliert.

11 Dependente Persönlichkeitsstörung

Die Kriterien für die dependente Persönlichkeitsstörung (DEP) basieren auf Sachse, Breil, Sachse und Fasbender (2013), basierend auf den Arbeiten von Sachse (1999, 2001b, 2004b, 2006a; Sachse & Sachse, 2016c, 2016e). Die dependente Persönlichkeitsstörung ist durch folgende psychologische Funktionscharakteristika gekennzeichnet:

1. Zentrales Beziehungsmotiv: Verlässlichkeit.
2. Negative Selbst-Schemata im Hinblick auf Annahmen wie „ich bin es nicht wert, dass andere bei mir bleiben", „ich stoße andere ab" oder „ich belaste andere".
3. Negative Beziehungsschemata der Art: „Beziehungen sind nicht verlässlich", „Beziehungen sind nicht belastbar".
4. Normative Schemata der Art: „Vermeide Konflikte", „mach Dich unentbehrlich", „ordne Dich Deinem Partner unter".
5. Regel-Schemata der Art: „Ich erwarte unverbrüchliche Treue", „wenn ich solidarisch bin, dann sollte mein Partner auch solidarisch sein".
6. Images der Art: „Ich tue alles für Dich", „ich erfülle Dir alle Wünsche", „ich bin hilfsbedürftig", „ich weiß nicht, was ich tun soll".
7. Appelle der Art: „Verlass mich nicht", „übernimm Verantwortung für mich", „sag mir, was ich tun soll".

a. Beziehungsmotiv Verlässlichkeit

Die Person hat ein Motiv nach verlässlicher Beziehung, d. h. danach, dass Beziehungen stabil und belastbar sind und danach, vom Interaktionspartner in hohem Ausmaß entsprechende Signale zu erhalten. Sie

- macht deutlich, dass sie Einiges tut, um dieses Motiv zu befriedigen,
- macht deutlich, dass sie sich über eine entsprechende Befriedigung freut,
- lässt erkennen, dass sie leidet, wenn sie eine entsprechende Befriedigung nicht erhält.

Die Person möchte Feedback das anzeigt,

- dass die Beziehung verlässlich ist, dass sie auch morgen und in Zukunft noch existiert,
- dass die Beziehung belastbar ist, d. h., dass Störungen, Konflikte etc. die Beziehung nicht in Frage stellen.

Woran erkennt ein Rater das Motiv Verlässlichkeit?

Das Thema Verlässlichkeit dominiert das Denken der Person: Sie denkt darüber nach, ob ihr Partner verlässlich ist oder sein wird und betrachtet alle Signale genau, die auf Verlässlichkeit bzw. Unverlässlichkeit hinweisen könnten.

Manchmal betont sie aber auch die Verlässlichkeit eines Partners in auffälliger Weise, ohne dass es dazu einen konkreten Anlass gibt.
Dabei gibt die Person Botschaften wie:

- Mein Partner weiß, was er an mir hat!
- Er würde die Beziehung nie in Frage stellen!
- Ich kann mich völlig auf meinen Partner verlassen!

b. Selbstschema

Die Person hat ein Selbstschema, das primär Annahmen enthält, die in Zweifel ziehen, dass die Person es wert ist, dass andere bei ihr bleiben.
Die Person zeigt Selbst-Schema-Annahmen wie:

- Ich bin es nicht wert, dass andere bei mir bleiben.
- Ich stoße andere ab.
- Ich kann leicht etwas tun, um andere zu verschrecken.
- Wenn ich Probleme mache, bedrohe ich die Beziehung.
- Wenn ich dem Partner Schwierigkeiten mache, gefährde ich die Beziehung.

Woran erkennt ein Rater das Selbst-Schema?

- Die Person ist oft/stark mit der Frage befasst, ob sie etwas tun könnte, was andere verärgert, verschreckt, abstößt.
- Die Person befasst sich häufig mit der Frage, ob sie alles richtig gemacht hat, die Erwartungen des Interaktionspartners wirklich befriedigt hat. Oder:
- Ob sie irgendetwas getan hat, um ihn zu verprellen oder zu verärgern etc.
- Die Person denkt oft, dass sie etwas falsch machen könnte.

Die Person ist schon bei kleinen Anzeichen des Partners (Kritik, Unzufriedenheit etc.) alarmiert und denkt, dass sie etwas falsch gemacht und den Partner verprellt haben könnte.

Eine mögliche Erkenntnis, durch eigenes Handeln ein Verlassenwerden durch den Partner zu provozieren, ist (extrem) bedrohlich: Daher werden von der Person eigene Aktionen, die den Partner tatsächlich verärgern könnten, systematisch ausgeblendet oder ignoriert. Die Klienten definieren ihr Verhalten als „ok“, „können nichts dafür“, „sind nicht beteiligt“, obwohl man objektiv ihr Handeln als durchaus problematisch betrachten kann. Sie blenden auch ihren Anteil aus einem Interaktionsproblem aus und machen dieses allein zum Problem ihres Partners.

c. Beziehungsschemata

Die Person hat im Hinblick auf Beziehungen Annahmen, die Beziehungen als nicht verlässlich und nicht belastbar kennzeichnen. Sie zeigt Beziehungsschema-Annahmen wie:

- Beziehungen sind nicht verlässlich.
- In Beziehungen kann man jederzeit verlassen werden.
- Beziehungen sind nicht belastbar.
- Konflikte gefährden die Beziehung.

Woran erkennt der Rater das Beziehungsschema?

- Der Klient ist durch Partner schnell zu verunsichern: Wenn ein Partner unzufrieden ist, ärgerlich ist etc., dann interpretiert der Klient dies schnell als Hinweis, der Partner könne/wolle ihn verlassen.
- Der Klient fühlt sich nie völlig sicher in Beziehungen.
- Die Person geht davon aus, dass insgesamt ein (sehr) hoher Aufwand notwendig ist, um eine Beziehung verlässlich zu machen.

Das Denken der Klienten konzentriert sich stark darauf, dass Beziehungen nicht verlässlich sind. Bei kleinen Anlässen denkt der Klient nicht, es könnte eine „Krise" geben, sondern der Partner könne/werden sie nun verlassen.

Verlassen werden zu können erscheint als ständige Bedrohung, wie ein Damokles-Schwert über jeder Beziehung.

Da die Klienten „verlassenwerden" als durchaus reale und schlimme Bedrohung wahrnehmen, vermeiden sie dieses Thema sehr stark: Sie gehen von sich aus nicht auf das Thema ein und reagieren auch auf Interventionen eines Therapeuten mit Vermeidung.

d. Normatives Schema

Die Personen mit dependenter Persönlichkeitsstörung (DEP) glauben, dass Beziehungen nicht verlässlich sind, dass sie etwas *aktiv tun* müssen, um Beziehungen verlässlich zu *machen*. Dabei versuchen sie vor allem, Dinge zu vermeiden, die einen Partner „aus der Beziehung treiben" könnten und Dinge zu tun, die Partner in der Beziehung halten können. Sie zeigen normative Schema-Annahmen wie:

- Mache Beziehungen verlässlich!
- Vermeide Konflikte!
- Pass Dich an!
- Unterwerfe Dich!
- Mach Dich unentbehrlich!
- Ordne Dich Deinem Partner unter!
- Sei absolut solidarisch mit Deinem Partner!
- Wichtig ist, was Dein Partner will, Deine Bedürfnisse spielen keine Rolle!

Woran erkennt der Rater normative Schemata?

- Der Klient tut viel, manchmal extrem viel für Partner: Er stellt eigene Bedürfnisse (stark) zurück und versucht, dem Partner alles recht zu machen.
- Die Klienten praktizieren manchmal „vorauseilenden Gehorsam“: Sie versuchen zu antizipieren, was ihr Partner wollen könnte und tun es, bevor ihr Partner den Wunsch äußert.
- Allgemein sind die Klienten hochgradig erwartungsorientiert: Sie versuchen, es Interaktionspartnern recht zu machen.
- Manchmal lässt er sich (sehr) viel vom Partner gefallen, grenzt sich kaum ab, setzt sich nicht durch.
- Der Klient zeigt ein (hohes) Maß an Selbst-Täuschung: Er möchte selbst glauben, dass er die Dinge für den Partner *gerne* tut, dass er sie für den Partner tut, dass er „altruistisch“ sei etc.
- Der Klient ist oft entscheidungsschwach, lageorientiert, alieniert.

Die Klienten tun (extrem) viel für den Partner, stellen es aber oft (auffällig) so dar, dass sie das alles „gern“ tun, im Grunde „für sich tun“ oder allgemein „altruistisch“ sind: Der Kontext macht aber meist diese Aussage unplausibel!

Die Klienten senden deshalb Images der Art:
- Ich tue alles für meinen Partner!
- Ich versuche, ihm alles recht zu machen!
- Ich möchte meinen Partner nicht verprellen, nicht belasten!
- Ich tue das alles gerne für meinen Partner!

Die Erwartungsorientierung ist manchmal ein Problem: Klienten meinen, sie wüssten, was ihr Partner will und prüfen das oft nicht bzw. besprechen das nicht mit dem Partner. Dadurch stimmt ihre Annahme manchmal gar nicht und sie tun Dinge, die ihr Partner stören oder verärgern, was die Klienten dann aber nicht verstehen. Aus diesen Gründen wirken die Klienten manchmal auch grenzüberschreitend.

e. Regel-Schema

DEP weisen eher schwach ausgeprägte Regel-Schemata auf; wenn, dann beziehen sich diese meist auf Verlässlichkeit. Manchmal kann man sie eher als Wünsche oder Hoffnungen beschreiben, denn als Erwartungen.

Die Person zeigt Regel-Schema-Annahmen wie:
- Ich erwarte/hoffe auf 100 % Verlässlichkeit.
- Ich erwarte/hoffe auf unverbrüchliche Treue.
- Ein Partner muss bei mir bleiben, egal was ich tue.
- Ein Partner darf die Beziehung nie in Frage stellen.
- Wenn ich solidarisch bin, dann sollte der Partner auch solidarisch sein bzw. wird der Partner auch solidarisch sein.

f. Images

Die Images, die DEP senden, machen vor allem deutlich, wie wichtig und unentbehrlich sie für den Partner sind und was sie alles für den Partner tun.

Die Person sendet Images der Art:
- Ich tue alles für Dich.
- Ich erfülle Dir alle Wünsche (und tue es gern).
- Ich bin gerne für andere da.
- Ich bin schutzbedürftig.
- Ich bin harmoniebedürftig.
- Ich bin hilfsbedürftig.
- Auf mich kann man sich voll verlassen.
- Ich kann mich nicht entscheiden.
- Ich weiß nicht, was ich tun soll.
- Ich bin immer da, wenn Du mich brauchst.

Auch:
- Ich bin altruistisch.
- Ich opfere mich für andere auf.
- Ich nehme die Bedürfnisse anderer wichtiger als meine.

g. Appelle

Auch die Appelle beziehen sich vor allem auf Verlässlichkeit: Der Partner soll bleiben oder Dinge tun, die die Bindung vertiefen. Die Person sendet Appelle der Art:
- Bleib bei mir!
- Verlass mich nicht!
- Übernimm Verantwortung für mich!
- Triff Entscheidungen für mich!
- Sag mir, was ich tun soll!
- Kümmere Dich um mich!

Die Appelle sind oft stark impliziert und „getarnt“: Es ist oft nur indirekt deutlich, dass es um ein „Nicht-Verlassenwerden“ geht.

12 Selbstunsichere Persönlichkeitsstörung

Die Kriterien für die selbstunsichere Persönlichkeitsstörung (SU) sind abgeleitet aus dem Konzept von Sachse, Fasbender und Sachse (2014). Klienten mit SU sind gekennzeichnet durch soziale Unsicherheit, „Schüchternheit", Befürchtungen, sozial nicht akzeptabel zu sein, sich „peinlich" zu verhalten u.Ä.

a. Beziehungsmotiv Anerkennung

Das zentrale Beziehungsmotiv der SU ist *Anerkennung*: Hier geht es aber vor allem um *Anerkennung als soziale Person*. Die Person möchte vor allem Feedback bzw. findet Feedback gut der Art:

- Du bist als soziale Person ok.
- Du bist sozial akzeptabel.
- Dein Sozialverhalten ist ok.
- Du wirst von anderen geschätzt und gemocht.
- Andere finden Dich nett, angenehm.
- Andere finden Dich anziehend.
- Andere sehen positive, soziale Eigenschaften in Dir: Du siehst gut aus, bist unterhaltsam, einfühlsam etc.
- Du bist für potenzielle Partner interessant.

Die Person macht deutlich, dass sie sich *wünscht*, so zu sein, solche Eigenschaften zu haben.

Oder sie lässt erkennen, dass ihr solche Eigenschaften wichtig sind.

Wie erkennt ein Rater das Beziehungsmotiv nach sozialer Anerkennung?

Die Person reagiert (im sozialen Kontext und auch in der Therapie) positiv auf Feedback der Art, dass sie als Person sozial kompetent, sozial akzeptabel ist oder positive soziale Eigenschaften hat, wie gutes Aussehen, Attraktivität etc. Sie ist frustriert, unzufrieden und in negativen affektiven Zuständen, wenn sie solches Feedback nicht erhält.

Authentische Images:

- Die Person macht deutlich, dass sie (trotz aller Inkompetenzen und Schwächen eigentlich) nett sei, positive Charakterzüge aufweist, in Ordnung ist.
- Die Person macht deutlich, dass ein Interaktionspartner alle positiven Eigenschaften sehen würde, wenn er sich auf eine Beziehung zur Person einließe.

b. Selbst-Schemata

Die Person hat negative Selbst-Schemata im Hinblick auf soziale Aspekte:
- Ich bin eine peinliche Person.
- Ich kann soziale Erwartungen nicht erfüllen.
- Ich bin sozial inkompetent.
- Ich wirke auf andere abstoßend.
- Ich bin nicht attraktiv.
- Ich habe anderen nichts zu bieten.
- Ich bin ein Langeweiler.
- Wenn ich auffalle, falle ich negativ auf.

Woran erkennt ein Rater negative Selbst-Schemata?

Die Person zeigt (in hohem Maße) Selbstzweifel, was ihre soziale Kompetenz, Attraktivitäten betrifft; sie ist unsicher, wenn sie soziale Kontakte eingehen soll oder wenn es darum geht, potenzielle Partner anzusprechen. Sie hat Phantasien für Ablehnungen oder Abwertungen, wenn sie aktiv wird. Sie geht davon aus, dass alle diese negativen Eigenschaften in sozialen Interaktionen sichtbar werden. Sie wünscht sich „Voraussignale" von Interaktionspartnern, dass sie ok ist, um mehr Sicherheit zu erlangen.

c. Beziehungsschemata

Die Personen mit SU zeigen Beziehungsschemata wie:
- Von Interaktionspartnern (IP) wird man beobachtet und bewertet.
- Unangenehm aufzufallen hat gravierende Konsequenzen.
- Andere haben hohe Erwartungen.
- Diese nicht zu erfüllen hat Abwertung und Ablehnung zur Folge.

Woran erkennt ein Rater negative Beziehungsschemata?

Die Person geht davon aus, dass soziale Interaktionen „gefährlich" sind: Dass man (mit hoher Wahrscheinlichkeit) negativ bewertet wird; dass man für eine „peinliche Person" gehalten wird. Sie kann nicht entspannt oder optimistisch in eine soziale Situation gehen bzw. im Hinblick auf potenzielle Partner aktiv werden. Jede Interaktionssituation ist eine Test- oder Prüfungssituation, die man „bestehen" muss, durch die man aber mit hoher Wahrscheinlichkeit durchfallen wird. Daraus resultiert auch, dass SU in „Dates" den Eindruck haben, sie müssen allein die Verantwortung für das Gelingen übernehmen.

d. Normative Schemata

Personen mit SU weisen massive normative Schemata mit starken Vermeidungszielen auf:
- Zeige wenig von Dir.
- Vermeide es, Dich zu blamieren.
- Vermeide soziale Kontakte, die nicht sicher sind.

- Lass niemanden in Deine Karten gucken.
- Nimm nur Kontakt auf, wenn Du sicher bist, nicht abgelehnt zu werden.
- Vermeide Ablehnung und Zurückweisung.
- Handle lieber gar nicht als falsch.

Woran erkennt ein Rater normative Schemata?

Die Person zeigt (in hohem Maße) innere Vorschriften, soziale Situationen zu vermeiden, insbesondere Situationen der Annäherung an Partner. Es gibt auch Vorschriften, sich möglichst nicht zu zeigen, nicht in der Aufmerksamkeit zu stehen, sondern unauffällig zu bleiben.

e. Vermeidungsverhalten

Personen mit SU zeigen ein (starkes) *Vermeidungsverhalten* in Bezug auf soziale Kontakte:

- Die Person möchte gerne einen IP ansprechen oder Kontakt aufnehmen, traut sich aber nicht.
- Die Person befürchtet, bei Kontaktaufnahme massiv abgewertet, blamiert zu werden.
- Die Person vermeidet soziale Events, Partys etc., obwohl sie gerne dabei sein möchte.
- Die Person fühlt sich unwohl dabei, im Mittelpunkt zu stehen.
- Die Person hat schnell die Befürchtung, sich zu blamieren, „peinlich aufzufallen“ etc.
- Selbst wenn sie sich vornimmt, einen IP anzusprechen, wird die Angst meist so stark, dass sie die Aktion abbricht.

13 Komorbidität

Es ist möglich, dass das Rating zu dem Ergebnis kommt, dass eine Person mehrere Persönlichkeitsstörungen aufweist, dass es also Komorbiditäten gibt. In einem solchen Fall ist es wichtig, die *relative Schwere* der Störungen einzuschätzen, also einzuschätzen, welches die *Leitstörung* ist: Dies ist wesentlich, um zu wissen, mit welcher Störung sich ein Therapeut im Therapieprozess vorrangig beschäftigen sollte.

Zur Einschätzung der relativen Schwere der Störung kann der Rater einschätzen, welche der Persönlichkeitsstörungen dem Klienten die deutlichsten *Kosten* erzeugt: Der Rater kann sich also fragen:

- Welche Kosten erzeugt jede einzelne Störung in wesentlichen Lebensbereichen des Klienten:
  - Partnerschaft
  - Freundschaft, Arbeitskollegen
  - Arbeit/Leistung
  - Freizeit/Erholung
  - Gesundheit
- Welche der Störungen erzeugt insgesamt die höchsten Kosten?

Zu dem Problem der Komorbiditäten haben wir ein spezielles Buch geschrieben, das auf wesentliche Aspekte dieses Problems eingeht (Sachse & Kiszkenow-Bäker, 2019).

14 Auswertungsbogen

PSRS	Auswertungsbogen
Therapeuten-Nummer:	
Klienten-Nummer:	
Klient: ☐ w ☐ m	
Klient: Alter in Jahren ______	
Rater:	
Rating:	

NAR: Diagnose				
Hinweise auf NAR				
NAR	Anerkennung	Selbstschema +	Selbstschema –	Wechsel +/–
	Beziehungs-schema	Regel	Image	Appelle
ERNAR	Autonomie	Norm	Leistung	
ELNAR	Unrealistisches Selbstschema +	Unrealistische Ziele	Anstrengungs-vermeidung	Exkulpierung
GENAR	Leistungsknick	Erwartungs-orientierung	Autonomie ↓	Alienation

HIS: Diagnose					
Hinweise auf HIS					
HIS	Wichtig-keit	Selbst-schema	Beziehungs-schema	Norm	Regel
ERHIS * schwach ** mittel *** stark	Image +	Appell +	Manipulation: positive Strategien		
ELHIS * schwach ** mittel *** stark	Image –	Appell –	Manipulation: negative Strategien		

DEP/SU: Diagnose							
DEP	Verläss-lichkeit	Selbst-schema	Beziehungs-schema	Norm	Regel	Image	Appelle
SU	Aner-kennung	Selbst-schema	Beziehungs-schema	Norm-schema	Vermei-dung		

Leitstörung:	
Weitere Störungen:	

Begrifflichkeiten

In dem Bogen kommt mehrfach der Begriff „Selbstschema" vor: *Dabei ist bei jeder Störung die für diese Störung typische Art von Selbstschema gemeint*, also z. B. bei NAR Selbstzweifel im Hinblick auf Kompetenz, bei HIS im Hinblick auf Wichtigkeit usw. Wenn es nicht (wie bei NAR) vermerkt ist, sind damit immer *negative Selbstannahmen gemeint*.

Das Gleiche gilt für die Beziehungs-, Norm- und Regel-Schemata: Auch hier sind *jeweils die für die Störung spezifischen Schema-Arten gemeint*, wie sie in den vorigen Kapiteln beschrieben wurden!

Wie ausgeführt ist das Problem bei Images und Appellen komplexer: Hier können einzelne Images oder Appelle manchmal auf mehrere Störungen hinweisen: Jedoch wird in aller Regel durch die Verwendung *mehrerer* Images bzw. Appelle die Situation eindeutig, sodass sich auch hier rekonstruieren lässt, welcher Störung ein Image oder ein Appell zugeordnet werden kann.

15 Rating-Vorgehen

Da das Interaktionsverhalten der Klienten von der ersten Sekunde des Therapieprozesses an beginnt, sollte auch die Modellbildung durch den Therapeuten unmittelbar (mit dem Handgeben!) beginnen: Und als Teil der Modellbildung sollten erste Hypothesen über Diagnosen entwickelt werden (Sachse, 2017).

15.1 Grundannahmen zum Ratingprozess

Grundlage des Ratings sind *Therapieprozesse*: Prozesse, bei denen Klient und Therapeut interagieren, sich der Klient dem Therapeuten gegenüber verhält, etwas vom Therapeuten will etc. In dieser Interaktion kann ein Klient (wie ausgeführt) explizite Informationen zurückhalten, vermeiden, verzerren, völlig unzutreffende Angaben machen usw. Daher kann sich ein Rater auf die vom Klienten gegebene Information (auf Inhaltsebene) nicht verlassen.

Dennoch muss man annehmen, dass ein Klient ein solches Täuschungsmanöver wahrscheinlich nicht durchweg aufrechterhalten kann: Der Therapeut stellt Fragen, der Klient weiß, dass er Informationen geben muss, er kann sehr wahrscheinlich nicht über lange Zeit hinweg Informationen ausblenden.

Daher ist es wahrscheinlich, dass der Klient (ob er will oder nicht) an verschiedenen Stellen relevante Informationen erkennen lässt: Und wenn sie auf bestimmte Störungsaspekte hinweisen, dann ist es sehr wahrscheinlich, dass diese Informationen *nicht* verzerrt sind: Was immer der Klient an Störungsaspekten erkennen lässt, ist wahrscheinlich zutreffend. Der Klient wird Images und Appelle produzieren (ohne sich darüber klar zu sein, was er tut), und er kann das intentional tun, um den Therapeuten irrezuführen: Beim Rating kann jedoch dieser Versuch selbst als hoch relevante Informationsquelle genutzt werden! Der Rater muss den Versuch „nur" erkennen! Dazu muss er der Interaktion zwischen Therapeut und Klient eine Zeit lang zuhören und aus der Interaktion alle relevanten Informationen „herausfiltern". Und: Da er zu verschiedenen Zeiten Informationen erhalten wird, muss er alle relevanten Informationen aus allen Zeitabschnitten in einem Rating zusammenführen. Jedes Mal, wenn er störungsrelevante Informationen erhält, sollte er sie auf dem Formular notieren.

Der Klient wird aber nicht (und kann gar nicht) in einer Sequenz Informationen zu verschiedenen Aspekten liefern (z. B. zu Motiven, Normen, Schemata usw.). Er wird vielmehr, abhängig vom jeweiligen Thema, der Steuerung des Therapeuten und seiner eigenen Bereitschaft, Informationen zu geben, zu unterschiedlichen Zeitpunkten unterschiedliche Informationsaspekte liefern.

Daher muss ein Rater

- mehrere Stichproben aus der Therapie berücksichtigen,
- diese aus unterschiedlichen Kontexten (Therapiestunden) ziehen,
- die Informationen aus jeder Stichprobe sorgfältig auswerten,
- die Informationen zusammentragen, um ein Bild vom Klienten zu erhalten.

Die Theorie der KOP macht die Annahme, dass Klienten, vor allem zu Therapiebeginn, in erster Linie Informationen auf Beziehungsebene senden, also Images und Appelle. Das Rating-System kann nun diese Strategien erfassen und systematisch auswerten und für eine Diagnose verwenden.

Damit gilt: Auch dann (und gerade dann!), wenn ein Klient versucht, den Interaktionspartner zu täuschen, verrät er wichtige Informationen über sich selbst! Daher ist der Rater keineswegs auf inhaltliche Informationen allein angewiesen: Ihm erschließen sich wichtige weitere Informationsquellen. Außerdem muss man annehmen, dass Schemata, vor allem Selbstschemata und Regeln, aber auch Normen, sich stark im *Interaktionsverhalten* des Klienten zeigen: Der Klient aktiviert diese Aspekte in der Interaktion mit dem Therapeuten automatisch und sie beeinflussen sein Denken und Handeln; und dies kann er nur begrenzt kontrollieren, vor allem nicht über längere Zeiträume hinweg.

Auf diese Weise erhält ein Rater (und der Therapeut!) sehr wesentliche Informationen aus dem konkreten Interaktionsverhalten des Klienten – auch dann, wenn der Klient auf der reinen Inhaltsebene versucht, möglichst keine Information zu liefern. Ein solches Rating sollte somit sehr viel mehr relevante diagnostische Informationen bereitstellen als ein diagnostisches Interview (oder ein Fragebogen).

Deshalb sollte gelten: Vergleicht man die Diagnosen, die durch ein Ratingsystem erstellt werden mit den Diagnosen, die durch diagnostische Interviews zustande kommen, miteinander, dann sollte

- das Ratingsystem zu mehr PD-Diagnosen führen als das Interview, da das Interview Informationen systematisch übersieht,
- das Interview zu „false negatives“ führen, also zur Feststellung, ein Klient habe keine PD, obwohl er eine aufweist.

In vielen Fällen können aber Rating und Interview durchaus zu den gleichen Ergebnissen führen.

15.2 Das konkrete Vorgehen

Der Therapeut nimmt das Rating anhand von Stichproben vor: Immer, wenn er eine Information erkennt, die er in dem Rating-Blatt kodieren kann, macht er einen entsprechenden Eintrag auf dem Blatt. Dann hört der Therapeut die nächste Stichprobe und verfährt genauso: Verarbeitet er eine Information, die er auf dem Rating-Blatt kodieren kann, tut er dies. Dadurch werden u.U. bisherige Informationen bestätigt; da mit der neuen Stichprobe aber auch neue Themen verbunden sein können und der

Klient u. U. mehr Vertrauen zum Therapeuten hat, kommen mit der neuen Stichprobe auch neue Informationen hinzu. So vervollständigt sich nach und nach das Bild. Genauso geht der Therapeut mit der dritten Stichprobe vor.

Am Ende der Analyse wertet der Therapeut das Rating-Blatt aus und kommt zu einer Diagnose. Hat der Therapeut mehrere Persönlichkeitsstörungen gefunden, schätzt er ein, welche Persönlichkeitsstörung die Leitstörung ist.

15.2.1 Stichproben

Wir legen unserem Rating zwei Informationsaspekte zugrunde:

- Das *Interaktionsverhalten*, das der Klient dem Therapeuten gegenüber realisiert: z. B. Dominanz, Ausdruck, aber auch Images und Appelle.
- Die Verhaltensweisen und Interpretationsprozesse, die der Klient anderen Interaktionspartnern gegenüber realisiert oder die er in bestimmten Lebensbereichen (wie z. B. in Leistungssituationen) zeigt.

Das Interaktionshandeln des Klienten dem Therapeuten gegenüber ist immer präsent; man kann aber annehmen, dass es nicht immer dominant ist: In bestimmten Situationen geht es dem Klienten wahrscheinlich primär darum, den Therapeuten zu beeinflussen; der Therapeut oder die Beziehung zu ihm sind im Zentrum der Aufmerksamkeit. In solchen Situationen erhält man dann über diesen Aspekt auch besonders relevante Information. Situationen, in denen solche Aspekte besonders relevant sind, sind:

- Die Anfangssituation der Therapie, in der der Klient den Therapeuten noch nicht einschätzen kann und es besonders wichtig ist, Images und Appelle zu realisieren. Dies wird meist schon die erste Stunde sein, ersatzweise die zweite Stunde.
- Therapie-Situationen, in denen der Klient sich entschließt, dem Therapeuten nun brisante, peinliche, vertrauliche Informationen zu liefern. Dies kann meist die 10. Therapiestunde sein.
- Informationen darüber, wie der Klient mit anderen Interaktionspartnern umgeht, bekommt man dann, wenn der Klient die Beziehungen, vor allem problematische Beziehungen zu wichtigen Interaktionspartnern thematisiert: Zu Partnern, Freunden, Arbeitskollegen, Chefs u. Ä. Hierzu kann man meist die 15. Stunde verwenden.

Es ist wichtig zu sehen, dass die Ratings *kumulativ* verlaufen und verlaufen müssen.

Ein NAR gibt einem Therapeuten meist in der ersten Stunde viele Informationen über Images, Appelle, SK, Anstrengung usw. Er gibt aber meist nur wenige Informationen über SK- oder Schwankungen zwischen SK+ und SK-. Baut der Therapeut dann im Verlauf der Therapie eine vertrauensvolle Beziehung auf, senden Klienten mit NAR deutlich weniger Images und Appelle. Dagegen „öffnen" sie sich aber immer mehr und geben dem Therapeuten mehr Informationen über SK-, Misserfolge, Umgang mit Misserfolgen usw. Daher ist es wichtig, mehrere Stichproben aus dem Verlauf der Therapie zu raten, um zu einer wirklich fundierten Diagnose zu gelangen. Und damit wird auch klar,

> dass das Rating kumulativ verlaufen muss: Die Information, die ein Rater zu Therapiebeginn erhält, muss kombiniert werden mit und ergänzt werden durch die Informationen, die ein Rater später im Therapieprozess erhält.
>
> Eine vollständige Diagnose soll erst dann vergeben werden, wenn *alle* definierten, relevanten Kriterien erfüllt sind: Sind (wie manchmal zu Therapiebeginn) erst einige Aspekte identifiziert, kann von einer ersten diagnostischen Hypothese gesprochen werden, die vom Therapeuten zunächst als Heuristik benutzt werden kann.

Ein Rater, der standardisierte Untersuchungen durchführt, sollte natürlich immer die gleichen Stunden analysieren; ein Therapeut kann jedoch zur Analyse jeweils *die* Stunden verwenden, in denen die angegebenen Themen am stärksten repräsentiert sind.

Standardmäßig geratet werden dann Abschnitte aus den jeweiligen Stunden: Sie beginnen jeweils 10 Minuten nach Beginn der Stunde (um Einleitungen zu vermeiden) und gehen dann jeweils 20 Minuten. Diese Abschnitte werden markiert, damit spätere Rater exakt die gleichen Ausschnitte raten können.

Im Therapieprozess kann ein Therapeut/Rater/Supervisor jedoch flexibler vorgehen.

Dabei kann man z. B. folgendermaßen vorgehen: Ein Therapeut sollte die Bandstellen markieren, die diese Kriterien erfüllen und zwar innerhalb der ersten 10 Therapiestunden:

- Den Anfang der ersten Sitzung,
- die Stelle, an der der Klient (nach der ersten Stunde) über eigene Probleme oder Schwierigkeiten spricht,
- die Stelle, in der der Klient über seine Beziehung zu relevanten Interaktionspartnern spricht.

Wir bitten den Therapeuten also, drei Stellen zu markieren und Raten *von dieser Markierung an bzw. 20 Minuten Bandaufnahme*:

- Den Anfang der Psychotherapie, erste Sitzung, Anfangsgespräch (hier hören wir 20 Minuten Band).
- Den Anfang der Sequenz, an der der Klient über persönliche Probleme redet (während der ersten 5 Stunden!) und zwar so, dass danach noch 30 Minuten hörbar sind: Hier hören wir 20 Minuten.
- Den Anfang der Sequenz, bei der der Klient über persönliche Beziehungen spricht (während der ersten 5 Stunden!) und zwar so, dass danach noch 30 Minuten hörbar sind: Hier hören wir 20 Minuten.

Der Therapeut wird instruiert,

- in der ersten Stunde vornehmlich Beziehungsgestaltung zu realisieren, aber auch explorierende, konkretisierende und soweit möglich vertiefende Fragen zu stellen;
- innerhalb der ersten 5 Stunden noch einmal mit dem Klienten über Probleme zu sprechen. Er sollte Klienten folgende Fragen stellen:
  - Wenn Sie Ihr Leben im Augenblick betrachten, gibt es irgendwelche Aspekte,
    - die sie stören,
    - die sie belasten,

    - die sie ärgern oder belästigen,
    - die anders sein sollten?
  - Gibt es im Augenblick Probleme?
  - Gibt es etwas, was Sie in der Therapie behandelt haben möchten?
  - Gibt es etwas, was Sie in der Therapie verändern möchten?
- innerhalb der ersten 5 Stunden mit dem Klienten über wichtige Beziehungen zu sprechen: Der Therapeut sollte fragen:
  - Welche wichtigen Beziehungen haben Sie im Augenblick? Zu wem? Warum sind Ihnen diese Beziehungen wichtig?
  - Haben Sie im Augenblick mit anderen Personen Probleme, Konflikte, Auseinandersetzungen? Welche Personen sind das? Welche Arten von Problemen haben Sie? Was macht Sie unzufrieden, was hätten Sie gerne anders?
- Der Therapeut wird außerdem gebeten, eine Hypothese über die PD des Klienten abzugeben.

15.2.2 Kriterien für die Diagnosestellung

Bei der Diagnosestellungen sollte man sich an folgenden Kriterien orientieren:
- Um eine Diagnose (z.B. DEP) zu stellen, müssen *alle* entsprechenden Aspekte (Motiv, Selbstschema bis Appelle) beobachtet worden sein (in den jeweiligen Stichproben).
- Es reicht, wenn ein Merkmal in einer Stichprobe *nur einmal* beobachtet wurde.
- Bei der Diagnose der NAR-Formen gilt:
  - Es müssen alle Kriterien der NAR-Kategorie erfüllt sein *und*
  - es müssen dann entweder alle Kriterien von ERNAR *oder* ELNAR *oder* GENAR erfüllt sein.
- Bei der Diagnose der HIS-Formen gilt:
  - Es müssen die Kriterien von HIS erfüllt sein *und*
  - es müssen entweder die Kriterien von ERHIS oder von ELHIS erfüllt sein.
- Bei der Diagnose der Leitstörung ist vor allem die Wirkung der komorbiden Störungen auf die Lebensqualität der Person abzuschätzen: Welche der Störungen verursacht der Person die stärksten Kosten (wie z.B. Interaktionskosten, Gesundheitskosten u.a.)?
- Ist in einer Stichprobe der relative Kostenfaktor nicht abschätzbar, dann sollte die Entscheidung danach getroffen werden, wie ausgeprägt die Störungen sind: Wie stark beeinflussen sie das Handeln der Person? Wie dominant sind sie in der Beeinflussung von Denken, Fühlen und Handeln?

Teil 4:

Die Illustration des Rating-Vorgehens an Transkripten

An zwei Transkripten, eines von einer dependenten Klientin und eines von einem narzisstischen Klienten, wird das praktische Rating-Vorgehen exemplarisch erläutert.

Insbesondere das Transkript einer dependenten Klientin ist wichtig, da DEP ihre Vorgehensweisen in hohem Maße tarnen und gerade bei dieser Störung eine Diagnostik besonders schwierig ist: Aber auch hier kann demonstriert werden, dass das Vorgehen zu einer diagnostischen Schlussfolgerung führt.

16 Beispiele für Ratings

Hier soll das Rating an zwei Transkripten illustriert werden: An einem narzisstischen Klienten und an einer dependenten Klientin.

Natürlich ist es suboptimal, ein Rating an einem Transkript vorzunehmen, weil damit para- und nonverbale Botschaften entfallen und gerade diese von großer Bedeutung sind. Damit gehen viele Informationen für ein Rating verloren. Andererseits zeigt dieser Versuch aber auch, dass das System sich (wenigstens zum Teil) auch auf Texte anwenden lässt, denn Images und Appelle werden prinzipiell auch in Texten deutlich. Man muss aber davon ausgehen, dass das Rating an Audio-/Video-Material noch deutlich effektiver ist.

16.1 Rating beim Therapieprozess einer dependenten Klientin

16.1.1 Einleitung

Klientinnen mit dependenter Persönlichkeitsstörung erscheinen Psychotherapeuten oft als relativ leicht behandelbar: Sie sind „nett", leicht umgänglich, scheinen kooperativ und arbeiten anscheinend mit. Nach einiger Zeit wird aber deutlich, dass die Klienten so gut wie keine Änderungsmotivation im Hinblick auf ihren dependenten Stil aufweisen und dass sie in stark verdeckter Weise stark manipulativ sind. Tatsächlich sind dependente Klienten deutlich schwieriger therapiebar als narzisstische und histrionische Klienten.

An diesem Fallbericht möchten wir die therapeutischen Probleme verdeutlichen und aufzeigen, wie ein Therapeut damit konstruktiv umgehen kann.

16.1.2 Der Fall

Das Transkript stellt den Anfang der vierten Stunde mit einer 35-jährigen dependenten Klientin dar, die sowohl in ihrer Ehe als auch in ihrem Beruf zunehmend Probleme bekommt, da sie versucht, anderen alles Recht zu machen, jedoch gar nicht genau weiß, was andere eigentlich wollen. Dadurch wirkt sie oft grenzüberschreitend und bevormundend, was ihr selbst so aber gar nicht auffällt. Eine Freundin hat ihr schließlich geraten, einen Psychotherapeuten aufzusuchen. Therapeut ist Rainer Sachse (R.S.).

16.1.3 Das Transkript

Th1: Ja, Frau X, wo würden Sie heute gerne wieder einsteigen?

Kl1: Ähm ja. Also ich hatte Ihnen ja schon mal ein bisschen erzählt in den letzten Stunden. Es geht so darum, dass öhm ja. Aus meiner Sicht finde ich es eigentlich unnötig, aber mein Mann will halt bestimmte Dinge mit mir besprechen und ich hab' das Gefühl, er will halt unbedingt mit mir streiten. Wo ich schon das Gefühl hab, er ist schon fast streitsüchtig.

Th2: Mmh.

Kl2: Fängt halt schon dabei an, wo ich das Gefühl hab', das ist total unnötig.

Th3: Haben Sie den Eindruck, Ihr Mann ist unzufrieden mit irgendwelchen Dingen, die Sie tun?

Kl3: Mmh, ja wobei ich das nicht so richtig nachvollziehen kann, ehrlich gesagt.

Th4: Mmh.

Kl4: Weil ich schon versuche ...

Th5: Das heißt, Sie haben schon den Eindruck, der ist unzufrieden, aber Sie wissen eigentlich gar nicht, womit der unzufrieden sein könnte oder sollte?

Kl5: Ja. Das ist schon so. Dass ich das nicht so richtig weiß. Ob er jetzt sehr unzufrieden ist, weiß ich nicht. Ich glaub' schon, dass er auch weiß, was er an mir hat, denke ich.

Th6: Mmh, mmh.

Kl6: Aber, dass er schon manchmal, ja, wie ich gerade schon sagte, irgendwie, dass er streiten will.

Th7: Mmh.

Kl7: Dass er da irgendwie dann auch mit so nichtigen Dingen kommt, wo ich das Gefühl hab, da muss man sich nicht drum streiten.

Th8: Ja, ja.

Kl8: Das ist es eigentlich. Das kann man ja auch so in Ruhe besprechen.

Th9: Das heißt, das Streiten oder dass er streiten will, stört Sie schon stark.

Kl9: Ja. Ich denk', man muss sich nicht streiten in einer Beziehung. Ich find' eigentlich, dass es ein Zeichen einer harmonischen Beziehung ist, wenn man eigentlich wenig streiten muss. Wenn man versucht, das vorher zu regeln, dass man guckt: „Was macht den anderen unzufrieden?“, zu gucken, „Kann ich das irgendwie verbessern?“, „Kann man da irgendwie gegenseitig 'nen Weg finden?“. Und ich find', Streit ist eigentlich nicht nötig. Und ich find' das auch eher, ja, störend in einer Beziehung.

Th10: Mmh. Was stört Sie denn eigentlich am meisten an dem Streit?

Kl10: Ja, ich kenn' niemanden, dem das Spaß macht, ja. Außer meinem Mann vielleicht.

Th11: Mmh, und warum ist das so schlimm für Sie?

Kl11: Schlimm würd ich vielleicht nicht sagen, aber unnötig. Ich denk', man kann ...

Th12: Mmh. Aber auch unangenehm.

Kl12: Jaa.

Th13: Wenn Sie das so sagen, kriege ich den Eindruck, der sagt: „Das ist mir ganz unangenehm“. Sie tun ja auch sehr viel dafür, das zu vermeiden.

Kl13: Ja, ich weiß nicht, ob ich sagen würde, dass ich das tu, um zu vermeiden. Also ich mach' das auch schon einfach, weil ich denke, in Beziehungen gehört das auch dazu.
Th14: Was?
Kl14: Ja, dann zu gucken, ja wie ich gerade sagte, zu gucken: „Was will der andere?".
Th15: Mmh.
Kl15: „Was macht den zufrieden?"
Th16: Ja.
Kl16: Das ein Stück weit versuchen, auch umzusetzen.
Th17: Ja, mmh. Das versuchen Sie ja auch in hohem Maße.
Kl17: Ja ...
Th18: Aber, wenn Sie sagen, Ihr Mann ist unzufrieden, dann scheint es doch nicht so gut ...
Kl18: Ja.
Th19: ... irgendwo nicht zu klappen.
Kl19: Ja. Das verstehe ich eben auch nicht so richtig.
Th20: Mmh.
Kl20: Und da hab' ich das Gefühl, da bricht er irgendwie so einen Streit vom Zaun, wo ich einfach nicht nachvollziehen kann, was er eigentlich will.
Th21: Und wenn er keinen Streit vom Zaun brechen würde, dann wär's doch vielleicht ganz gut, Sie würden mal versuchen zu verstehen...
Kl21: Ich versuch' ja zu verstehen, ich frag ihn ja ständig: „Schatz, was kann ich machen?", „Was möchtest du gerne?"
Th22: Was sagt er Ihnen?
Kl22: Ich frag zum Beispiel, was er gerne essen möchte.
Th23: Mmh.
Kl23: Dann versuch ich drauf' einzugehen. Versuche ihn dann auch zu überraschen mit bestimmten Dingen.
Th24: Aber das sind dann ja nicht die Stellen, wo Sie sich streiten. Wenn's klappt, also, wenn Sie sagen: „Schatz, was kann ich für dich tun?", und er sagt: „Schatz, tu das für mich", dann scheint es ja gut zu funktionieren.
Kl24: Ähh, ja, ja.
Th25: Gucken Sie nochmal an die Stellen, wo es nicht funktioniert. Wo Sie sich fragen.
Kl25: Da sind auch schon Stellen, wo es dann auch manchmal nicht funktioniert. Wo er sagt: „Naja, du brauchst mich doch nicht immer fragen, mach doch einfach."
Th26: Aah.
Kl26: Und ich denke: „Naja, aber ..."
Th27: Das heißt, er signalisiert Ihnen: „Frag mich nicht so viel!"
Kl27: Ja, aber dann weiß ich ja nicht, was er will. Dann mache ich hinterher Gemüseauflauf und er mag das gar nicht.
Th28: Und dann?
Kl28: Ja, dann streiten wir uns erst recht.
Th29: Warum?

Kl29: Dann sagt er: „Wieso machst Du das denn?“
Th30: Ist das denn schon mal passiert?
Kl30: Ich versuch’ schon darauf einzugehen, was er gerne mag. Ich weiß, er mag keine Zucchini, also würd’ ich das jetzt nicht kochen.
Th31: Mmh. Das dachte ich nämlich. Dass es eigentlich so gut wie nie passiert. Dass Sie eigentlich so gut wie nie was machen, was ihm missfällt.
Kl31: Denke ich ja eigentlich auch. Deswegen verstehe ich ja auch nicht, warum er streiten will.
Th32: Aber er sagt ja auch eigentlich nicht: „Mir missfällt, dass du Zucchini kochst.“, sondern, wenn ich Sie gerade richtig verstanden habe, sagen Sie, er sagt: „Es missfällt mir, dass du mich so viel fragst.“
Kl32: Ja. [Pause]. Das, ja.
Th33: Haben Sie eine Idee, was ...
Kl33: Aber auch nur, weil ich keine Zucchini koche. Wenn ich welche kochen würde, würde er ganz bestimmt auch darüber ...
Th34: Aber das wissen Sie nicht definitiv. Sie haben noch nie irgendetwas getan ...
Kl34: Ja, aber so, wie ich meinen Mann einschätzen würde mit seiner Streitlust, wären die Zucchini ein gefundenes Fressen dafür, zu streiten. Aber Sie haben Recht, ich frag’ dann lieber, ich will dann lieber wissen, was er dann haben will. Ja.
Th35: Haben Sie eine Idee, was das bedeutet, wenn er Ihnen sagt: „Frag nicht so viel“? Was meint er damit? Was genau könnte ihn stören? Haben Sie darüber mal mit ihm gesprochen?
Kl35: Puh. [Pause] Ehrlich gesagt nicht.
Th36: Mmh.
Kl36: Und ich versteh’s auch nicht so richtig, was ihn daran stört.
Th37: Aber wenn Sie’s nicht verstehen ...
Kl37: Weil ich das eigentlich ja auch für ihn mache ...
Th38: Ja ... ja.
Kl38: ... Um ihm entgegenzukommen. Versteh ich ehrlich gesagt nicht, warum ihn das stört, dass ich frage.
Th39: Ja. Ah ja.
Kl39: Weil, ich tu ihm ja eigentlich einen Gefallen damit, aber er ...
Th40: Aber Sie tun ihm offenbar keinen Gefallen damit, dass sie versuchen, alles zu tun, was er will. [Pause] Also eigentlich versuchen Sie ja so was wie vorrauseilenden Gehorsam zu realisieren.
Kl40: Ja, aber ...
Th41: Und er sagt Ihnen: „Das will ich gar nicht.“
Kl41: An der Stelle. Ich denk’ schon, dass er in mancher Hinsicht schon, glaub ich, weiß, was er an mir hat.
Th42: Zweifellos.
Kl42: Dass ich, glaub ich, ihm in vielen Dingen da auch entgegenkomme. Ich nehme ihm da auch einfach viel ab.
Th43: Ja.

Kl43: Mein Mann hat auch einfach beruflich unheimlich viel zu tun. Und dass ich ihm da schon den Rücken freihalte. Also, ich glaub schon, dass ihm das an einigen Stellen auch gefällt.

Th44: Haben Sie denn den Eindruck, dass die Streits, die es gibt, die Beziehung grundlegend in Frage stellen?

Kl44: Mmh. [Pause] Kann ich Ihnen gar nicht so richtig sagen, weil ...

Th45: Ja, ich frag' das, weil Sie jetzt sagen: „Ich betone, dass er viel an mir hat.“. Das würd' ich ehrlich gesagt gar nicht bezweifeln, so wie Sie das schildern. Und ich frag mich, wie kommen Sie auf die Idee, das könnte nicht so sein?

Kl45: Mmh.

Th46: Also deshalb frag' ich.

Kl46: Ich komm' deswegen darauf, weil Sie gefragt haben, naja, ob er bestimmte Dinge vielleicht gar nicht will.

Th47: Ja.

Kl47: Oder vielleicht gar nicht [Pause]. Ich denke im Großen und Ganzen weiß er das schon zu schätzen, dass ich ihm da den Rücken freihalte.

Th48: Ja. Gut. Gehen wir doch einfach mal davon aus. Aber an bestimmten Stellen ist er vielleicht mit dem, was Sie sagen oder tun, unzufrieden.

Kl48: Ja, was ich halt nicht richtig nachvollziehen kann. Weil, ich denke auch, er fängt dann an, ja aus meiner Sicht, so richtig zu explodieren und dann richtig laut zu werden.

Th49: Ja.

Kl49: Und das kann ich nicht verstehen, weil es ja eigentlich etwas ist, was ich für ihn tue.

Th50: Ja. Was sagt er Ihnen denn? Warum explodiert er?

Kl50: Ja, wie ich gerade sagte, zum Beispiel jetzt mit dem Essen. Dass er dann sagt: „Boah, frag mich doch nicht schon wieder!“

Th51: Ja.

Kl51: „Ist doch nicht wichtig, mach doch einfach!“

Th52: Mmh. Das heißt, er sagt Ihnen einfach: „Triff mal eigene Entscheidungen.“

Kl52: [Seufzen] Könnte sein?

Th53: Und? Wenn es so wäre?

Kl53: Wie ich gerade sagte. Ich hab dann die Sorge, wenn ich dann irgendwas mache, was ich halt gerne essen will, könnte es dann passieren, dass er es nicht mag. Und dann hätte ich die Befürchtung, dass wir dann erst recht streiten.

Th54: Ja. Sie haben eigentlich die Befürchtung, wenn Sie eigene Entscheidungen treffen, ist es dem anderen nicht recht und dann knallt's.

Kl54: Ja. Das würde ich schon so sagen. Ja.

Th55: Ist das nur bei Ihrem Mann so oder kennen Sie das auch aus anderen Beziehungen? Aus anderen Kontexten? Dass Sie so eine Art Befürchtung haben?

Kl55: Mmh, ja, mit den Befürchtungen weiß ich nicht, aber, wenn es darum irgendwie geht zu verhindern, dass man sich streitet, würd ich schon sagen, dass ich da ... jetzt zum Bespiel auf der Arbeit oder so. Da ist das schon so, dass ich da auch ja ... also ich hab' eine Kollegin, da hab' ich das Gefühl, die kommt relativ schnell mit Ihrer Unzufriedenheit und mit dem, was sie alles stört. Da würde ich sagen, bin ich auch schon, dass ich da gucke, naja. Die hat einfach so bestimmte Dinge, die sie einfach nicht leiden kann. Wenn man was im Büro liegen lässt ...

Th56: Da würden Sie auch vorsichtig reagieren.

Kl56: Ja. Da guck' ich schon. Weil ich einfach weiß, da könnte es einfach sein, dass ...

Th57: Gibt es denn irgendeine Beziehung, wo Sie das nicht machen? Wo Sie das Gefühl haben: „Ist mir scheiß egal, was ich sage oder was ich tue, ich lass' es mal drauf' ankommen"?

Kl57: Ich weiß jetzt nicht genau, was Sie meinen mit: „Ich mach einfach das, was ich ...".

Th58: Ja, dass Sie einfach sagen: „Ok, in einer Beziehung hab ich mal Lust, den anzuflachsen oder ..."

Kl58: Anzuflachsen? Aber ich weiß nicht, warum ich das tun sollte? Verstehen Sie? Das ist das Problem. Ich denk' die ganze Zeit, naja, ich hab' ja nichts, weswegen ich mit meinem Mann streiten will. Wenn ich etwas habe, kann ich es ja auch so klären. Da muss ich ja nicht auf den Putz hauen.

Th59: Sie wollen mir tatsächlich allen Ernstes sagen, Sie sind jetzt seit drei Jahren verheiratet, und Sie sind an keiner einzigen Stelle mit dem, was Ihr Mann tut, unzufrieden?

Kl59: Naja, äh, ich meinte einfach die Art und Weise. Ich kann ja Unzufriedenheit auch so äußern.

Th60: Mmh.

Kl60: Wenn ich die hätte. Aber um Ihre Frage zu beantworten, würde ich sagen ...

Th61: Also, Sie würden nie Ärger äußern?

Kl61: Ich bin relativ zufrieden mit der Beziehung und ich mach eigentlich bestimmte Dinge, weil, es gibt ja so Frauen, die dann lieber Vollzeit arbeiten, Karriere machen. Ich bin nicht so ein Typ.

Th62: Mmh.

Kl62: Ich mag auch meine zehn Stunden, die ich im Moment mache, damit ich einfach zu Hause meinem Mann den Rücken freihalten kann. Das mache ich einfach gerne.

Th63: Mmh.

Kl63: Wo ich sagen würde, es gibt eigentlich relativ wenig, womit ich unzufrieden bin.

Th64: Aber gibt es ... sagen Sie, es gibt gar nichts, womit Sie unzufrieden sind?

Kl64: Ja. Naja. Ja. Ich weiß nicht, ob das so relevant ist, aber es gibt schon ... ich wollte zum Bespiel schon immer einen Hund haben. Und mein Mann und ich haben das schon mal vor ein paar Jahren besprochen und da hat er noch gesagt: „Ja, gucken wir mal, wenn wir jetzt ins neue Haus gezogen sind, da haben wir ja auch einen Garten." Und ähm, jetzt hatte ich das schon mal wieder angesprochen und da hieß es: „Ja, mmh, wir sind doch beide so viel weg und dann können wir auch nicht in den Urlaub fahren, können bestimmte Reisen nicht machen." Und da hat er gesagt: „Nee, lieber noch mal warten." Und das ja, da muss ich schon sagen, dass ich mir erhofft hatte, nach den drei Jahren jetzt, dass wir uns den Hund anschaffen. Das ist so ein Punkt, wo ich sagen würde ...

Th65: Da würden Sie interessanterweise auch sagen, Sie würden das nie durchsetzen gegen Ihren Mann?
Kl65: Gegen meinen Mann? Nein. Das ist ja eine gemeinsame Entscheidung. Man muss ja, ich kann ja nicht alleine einen Hund anschaffen und mein Mann muss es dann ausbaden.
Th66: Das ist richtig. Aber Sie können Ihrem Mann sagen: „Schatz das möchte ich auf alle Fälle."
Kl66: Aber da müssten wir ja beide tatsächlich in Kauf nehmen, dass wir dann keine Flugreisen mehr machen können.
Th67: Das ist richtig. Dann müssen Sie in Kauf nehmen, dass Sie den Hund irgendwo parken müssen.
Kl67: Ich weiß nicht, ob ich das könnte ehrlich gesagt.
Th68: Mmh.
Kl68: Dem Hund gegenüber ...

16.1.4 Das Rating

Kl1: Die Klientin hat ein Interaktionsproblem, macht es aber völlig zum Problem ihres Mannes. Könnte auf ein *negatives Selbstschema* hinweisen.

Kl3: Ihr Partner ist mit ihr unzufrieden, sie bezieht das aber nicht auf sich: Das bedeutet, sie ist in diesem Punkt defensiv – Hinweis auf *Selbstschema*.

Kl4: „Er weiß, was er an mir hat" ist ein typischer Indikator für das *Motiv „Verlässlichkeit"*.

Kl9: „Man muss nicht streiten in einer Beziehung": Betrachtet man, dass man das sehr wohl muss, sieht man, dass das für sie sehr unangenehm und bedrohlich ist – Hinweis auf Beziehungsschema. Sie macht sich viele Gedanken darüber, was sie tun kann in der Beziehung – Hinweis auf *Beziehungsschema*. Das Schema heißt deshalb „in Beziehungen ist Streit bedrohlich" und das ist ein typisches, dependentes Schema.

Kl14-Kl17: Erkennbar wird ein starkes Bemühen, es dem Partner recht zu machen – Hinweis auf *Normschema*. Auch das ist ein typisches, dependentes Schema.

Kl15-Kl19: Die Klientin macht stark das Image auf: „Ich tue doch alles für meinen Partner" – *Image*. Und deutlich wird auch die implizite Annahme: Wenn ich das tue, dann sollte er doch zufrieden sein (und nicht streiten) – *Regel*. Beide Aspekte sind inhaltlich typisch für eine dependente Störung.

Kl19: Die Klientin vermeidet es stark, sich mit der Kritik des Interaktionspartners auseinanderzusetzen – Hinweis auf *Beziehungsschema*. Die Klientin will eine „harmonische Beziehung": Das ist ein typischer Euphemismus für „ich vermeide Konflikte": ein dependentes *Normschema*!

Kl21: Nein, die Klientin versucht *nicht*, ihren Mann zu verstehen oder auf ihn einzugehen! Sie versucht, das Problem sofort durch Handeln „wegzumachen" – *Vermeidung*! Wahrscheinlich Hinweis auf *Selbstschema*, denn Kritik könnte sie persönlich betreffen. Das weist auf ein dependentes Selbstschema hin.

Kl22/23: Wieder: Sie will nicht wissen, was er kritisiert, sie will etwas für ihn tun – Hinweis auf *Normschema*.

Kl25: Dies ist ein typisches Statement des Interaktionspartners zu einem dependenten Partner: Entscheide doch mal selbst – Hinweis auf *Normschema*.

Kl27: Wieder wird deutlich, dass die Klientin sich nicht mit den Aussagen ihres Mannes auseinandersetzt (Hinweis auf *Selbstschema*), sondern mit „mehr desselben" reagiert, indem sie versucht, etwas für ihn zu tun – *dependentes Normschema*. Deutlich wird hier aber auch ein Appell: Sieh, was ich für Dich tue und lass alles wieder gut sein!

Kl30: Die Klientin vermeidet es durchweg, auf ihre Anteile an dem Interaktionsproblem zu schauen (Hinweis auf *Selbstschema*). Vielmehr betont sie, wieviel sie (kompensatorisch!) für ihn tut (*dependentes Normschema*). Sie betont, dass sie ihn nicht versteht, aber offensichtlich *will* sie ihn nicht verstehen!

Kl31: Wieder wird der „vorauseilende Gehorsam" deutlich: *Normschema*! Erneut wird das *extreme* Vermeidungsniveau deutlich: Für die Klientin ist es extrem bedrohlich, eigene Anteile an dem Problem auch nur in Erwägung zu ziehen (Dies sind sehr deutliche Hinweise auf ein *dependentes Selbstschema*!).

(Kl34: Hier ist die unfreiwillige Komik toll: „Zucchini sind ein gefundenes Fressen dafür zu streiten". Klienten haben oft mehr Humor, als sie denken.)

Kl35/36: Die Klientin ist intelligent: Ihr muss eigentlich klar sein, was ihr Mann meint bzw. wenn sie darüber nachdenkt, müsste es ihr klar werden: Wieder extreme Vermeidung (Hinweis auf ein *dependentes Selbstschema*!).

Kl39: Wieder die Erwartung: Wenn ich Dinge für dich tue, dann solltest du dich auch erkenntlich zeigen (*dependentes Regel-Schema*). Und der dependente *Appell*: Nimm meine Bemühungen zur Kenntnis!

Kl41: Konfrontiert sie der Therapeut damit, geht die Klientin wieder auf „er weiß, was er an mir hat": Damit kann sie sich wieder selbst beruhigen. Man erkennt hier aber auch das für DEP typische, hohe Niveau an *Selbsttäuschung*.

Kl42: Das ist die für DEP typische Konfliktlösung: Gibt es Konflikte, tut die Klientin noch mehr für ihren Partner (*dependente Normen*).

Kl43: Image: Ich tue alles für meinen Mann und ich tue es gerne! Ein sehr typisches *Image* für DEP! Erkennbar wird aber auch ein dependenter *Appell* an den Therapeuten: „Sieh, was ich alles (freiwillig) für meinen Partner tue!" Und: „Stelle das nicht in Frage!"

Th44: Der Therapeut konfrontiert die Klientin mit ihren zentralen Befürchtungen.

Kl44-Kl47: Was aber zu *Vermeidung* führt.

Kl49: Wieder die dependente *Erwartung*: Wenn ich so viel für Dich tue, solltest Du solidarisch und verlässlich sein (Regel). Und: Wieder vermeidet sie es, auf ihre Anteile zu schauen (*Selbstschema*).

Th52: Der Therapeut konfrontiert, indem er zentrale Aspekte „auf den Punkt bringt".

Kl53: Der Klientin gelingt es aber erneut, das Thema von „Entscheidungen treffen" auf „Essen machen" zu verschieben: Sie verfügt über exzellente Vermeidungsstrategien, was typisch ist für DEP.

Th54/55: Der Therapeut bleibt hartnäckig und versucht das Thema zu halten,

Kl55: Wieder werden Konfliktvermeidung und mangelnde Abgrenzung als zentrale DEP-Themen deutlich (*Normen*).

Kl58: Die Klientin würde nie ein noch so geringes Risiko eingehen, etwas zu tun, was ihren IP verärgern könnte (*Selbstschema, Normen*).

Kl61: Dies wird hier erneut deutlich. Deutlich wird aber auch die typische Art der *Vermeidung*: Die Klientin beantwortet Fragen, die niemand gestellt hat, wird unkonkret, wechselt das Thema. Der Versuch, die Klientin zu konkreten, definitiven Aussagen zu veranlassen, ist wie „Pudding an die Wand nageln". Dieser Eindruck drängt sich bei DEP-Klienten sehr häufig auf.

Kl62: Image „ich opfere mich gerne für meinen Mann auf" - eines der typischsten *DEP-Images*!

Kl65: Wieder werden Konfliktvermeidung und mangelnde Abgrenzung deutlich (*Normen*).

16.1.5 Resümee

Wie man erkennen kann, werden alle Kriterien der DEP erfüllt: Viele dieser Aspekte werden dabei mehrfach deutlich. Als Illustration wird der Eintrag in das Auswertungsblatt dargestellt.

DEP/SU: Diagnose							
DEP	Verlässlichkeit	Selbstschema	Beziehungsschema	Norm	Regel	Image	Appelle
	+	+	+	+	+	+	+
SU	Anerkennung	Selbstschema	Beziehungsschema	Normschema	Vermeidung		

Darüber hinaus erkennt man noch einige weitere Merkmale der DEP. Obwohl die Klientin an keiner Stelle explizite Informationen über ihre psychische Struktur liefert, kann man sie in der Interaktion mit dem Therapeuten deutlich erkennen.

16.2 Rating beim Therapieprozess mit einem narzisstischen Klienten

16.2.1 Der Fall

Wir schildern hier einen Teil des Therapieverlaufs mit einem narzisstischen Klienten. Der Klient ist zu Therapiebeginn 56 Jahre alt, erfolgreicher Bauunternehmer, der sich massiv überfordert fühlt, zunehmend gesundheitliche Probleme bekommt und von seiner Frau stark unter Druck gesetzt wird, kürzer zu treten. Er kommt stark ambivalent in die Therapie: Einerseits erkennt er wohl, dass er Probleme hat, will diese aber nicht wahrhaben und möchte seine bisherige Leistung ungebremst fortsetzen und weiterhin außerordentlich erfolgreich sein.

Wir stellen hier ein kommentiertes Transkripte aus dem Anfangsgespräch vor, bei dem sich der Klient langsam an das Thema herantastet und der Therapeut (R.S.) in hohem Maße Beziehungsgestaltung realisiert.

16.2.2 Das Transkript

Th1: Ja, Herr X, was führt Sie zu mir?

Kl1: Ja ... weiß ich auch nicht so richtig.

Th2: Es ist Ihnen selbst gar nicht so klar, was Sie ...

Kl2: Nö, so, also meine Frau hat gesagt, ähm, ich soll mal gucken, ob ich mal so bisschen, mal einen finden könnte, mit dem ich mal so paar Sachen, paar berufliche Dinge mal so besprechen könnte.

Th3: Hmhm.
Kl3: Sie hat so ...
Th4: Wäre das denn für Sie okay?
Kl4: Ja, ich weiß ja nicht. Sie sind ja, Sie sind ja Psychologe. Ich bin ja Bauunternehmer und ich weiß ja nicht, ob Sie das wirklich verstehen, wenn ich Ihnen etwas erzähle von meinen beruflichen Problemen.
Th5: Ich kenne mich tatsächlich in der Baubranche nicht so aus ...
Kl5: Hmhm.
Th6: Aber ich kann Ihnen versichern, ich werde versuchen, Sie zu verstehen.
Kl6: Ja, wissen Sie, es ist natürlich so'n Job, den ich hab, den, der ist schwer zu beschreiben.
Th7: Sicher.
Kl7: Also, es ist immer so angelegt, als ich mal angefangen habe, so ganz klein, jetzt bin ich da im Prinzip in so einem großen Unternehmen mit wahnsinnig viel Stress und vielen Mitarbeitern ...
Th8: Ja, Sie haben sehr große Verantwortung.
Kl8: ... weltweit haben wir Projekte laufen. Und, ähm, ich komm eigentlich kaum mehr zum Durchatmen. Wissen Sie.
Th9: Der Stress ist erheblich.
Kl9: Ja und meine Frau sagt auch immer, es ist ein bisschen viel. Aber ich seh jetzt auch nicht so richtig, wo ich da jetzt kürzer treten könnte.
Th10: Ja.
Kl10: Und da denk ich halt ...
Th11: Das heißt, Sie sagen im Grunde es ist viel Arbeit und viel Stress. Aber wenn ich Sie richtig verstehe, würden Sie auch sagen, sie machen das eigentlich auch gerne.
Kl11: Ja, also, ich bin leidenschaftlich. Also ich finde das, es gibt nichts Schöneres, als vor so einem Projekt zu stehen.
Th12: Ja.
Kl12: Also, ich habe da jetzt vor einiger Zeit ...
Th13: Das ist eine unglaubliche Herausforderung.
Kl13: ... ja, da habe ich da jetzt so ein wahnsinnig tolles Projekt gehabt in Südamerika.
Th14: Ja.
Kl14: ... also, ich muss sagen, ich bin ja weltweit unterwegs ...
Th15: Ja.
Kl15: ... in Südamerika mussten wir eine Brücke bauen. Das, da hat sich keiner dran getraut, an dieses Projekt ...
Th16: Aber Sie haben es gemacht.
Kl16: ... es war sozusagen, es wurde mir dann halt übertragen. Da habe ich auch gedacht, ich bin eigentlich auch der Einzige, den es jetzt gibt ...
Th17: Ja.
Kl17: ... der sowas wirklich kann.
Th18: Sie sind auch stolz darauf ...
Kl18: Ja.

Th19: ... dass Sie die Herausforderung angenommen haben und auch das Gefühl haben, Sie haben es richtig gut hingekriegt.

Kl19: Ja, würde ich mal fast so sagen.

Th20: Ja, ja, ja.

Kl20: Und deswegen, natürlich, klar, das hat natürlich auch so seinen Preis manchmal. Also klar, paar Dinge, die dann halt auf der Strecke bleiben müssen, weil man einfach natürlich jetzt nicht so viel Zeit hat ...

Th21: Es fordert Sie sehr stark.

Kl21: ... wie meine Frau sich das so gerne wünschen würde und so was. Aber ich seh das jetzt nicht so, dass ich da jetzt wer-weiß-was für Probleme mit hätte. Ich hab gedacht, Sie sind ja auch Professor, vielleicht haben Sie ja irgendwas im Angebot so, was Sie mir als Professor so anbieten könnten.

Th22: Ja, was ich Ihnen sagen kann, ist: meine Devise ist, dass wir erst gründlich sind und ganz gründlich gucken, wo möchten Sie was ändern? Wo haben Sie das Gefühl, Sie könnten sich noch weiter verbessern. Und wenn wir so weit sind, dass wir Klarheit darüber haben, dann kann ich mal gucken, was ich Ihnen empfehle. Ne, aber ich würde Ihnen nicht gerne was aus dem hohlen Bauch empfehlen ...

Kl22: Nö, das finde ich gut. Das hört sich gut an.

Th23: ... weil, dann würden Sie eine Brücke ohne Statik bauen und das ist natürlich Blödsinn.

Kl23: Nö, ein bisschen haben Sie sich auch schon damit beschäftigt. Hmhm. Ja, das ist ein gutes Beispiel, eine Brücke ohne Statik funktioniert ja auch nicht. Statiker bin ich ja auch. Also ich versuch natürlich ganz viel in Personalunion zu machen, weil, wissen Sie, ich habe da so ein paar Statiker, also ich find einfach keine kompetenten Leute.

Th24: Ja, ja.

Kl24: Sie sind ja wahrscheinlich als Professor auch umzingelt, kann ich mir vorstellen, von Leuten, die, von denen Sie sich fragen: mein Gott, wie sind die eigentlich in so eine Position reingerutscht. Also, das frage ich mich. Also, da habe ich so ein paar gehabt, und ich hab die da rausgeschmissen, weil die einfach nichts taugten.

Th25: Ja, ja. Das heißt also, Sie haben eigentlich auch hohe Anforderungen an ihre Mitarbeiter.

Kl25: Naja, ich bin natürlich auch erfolgreich. Wenn Sie erfolgreich sind, ich weiß ja nicht wie es bei Ihnen aussieht, dann muss man ja irgendwie auch einen gewissen Standard setzen. Und ohne einen gesetzten Standard ...

Th26: Ja, ja.

Kl26: ... fahren Sie einen Opel Corsa, wenn sie Pech haben.

Th27: Ja, ja.

Kl27: Wer will schon einen Opel Corsa, ehrlich gesagt? Sie wahrscheinlich auch nicht.

Th28: Ich auch nicht. Ich sehe, dass Ihnen die Erfolge sehr wichtig sind.

Kl28: Sehen sie genau richtig! Und das halte ich im Prinzip auch weiter aufrecht und äh, es führt natürlich dazu, dass es immer schwieriger wird, auch mal Dinge abzugeben, weil, wenn ich sie abgebe ...
Th29: Dann halten andere die Standards nicht.
Kl29: ... laufen sie einfach nicht. Wenn sie ...
Th30: Haben Sie denn manchmal auch den Eindruck, Sie hätten gerne noch mehr Freizeit oder Sie würden ihren Hobbies vielleicht auch mal gerne etwas mehr Zeit widmen? Oder Ihrer Frau gerne mehr Zeit widmen?
Kl30: Ich find, ich find, wir haben wahnsinnstolle Reisen gemacht ...
Th31: Ja.
Kl31: ... und äh, also ich bin ja, wie gesagt, weltweit unterwegs und nehme meine Frau auch ganz oft mit. Die Kinder sind jetzt schon aus dem Haus ...
Th32: Ja. Sie bieten Ihrer Frau sehr viel.
Kl32: Ja, natürlich.
Th33: Sie haben den Eindruck, Ihre Frau profitiert auch. Wenn ich Sie ganz richtig verstehe?
Kl33: Ja, ich hab nicht den Eindruck, sondern ... also, wenn Sie sie fragen würden, würde sie sagen, es gibt keinen Mann in ihrem Leben, mit dem sie so viel erlebt hat, wie mit mir.
Th34: Und das ist auch gut so.
Kl34: Also, das würde sie sicherlich unterschreiben. Aber irgendwas fehlt ihr. Sie ist auch Ende vierzig und ähm, das ist auch ein schwieriges Alter. Kinder aus dem Haus, Wechseljahre und so.
Th35: Haben sie denn manchmal den Eindruck ... ich frag jetzt einfach mal so, dass Sie sagen: obwohl Sie so extrem erfolgreich sind, international und so viel schon geleistet haben, dass Sie manchmal trotzdem das Gefühl haben, Sie sehnen sich nach etwas?
Kl35: Nö, eigentlich ist das, ehrlich gesagt, nicht so.
Th36: Es gibt gar nichts, was Sie vermissen?
Kl36: Ja, manchmal ist es ein bisschen viel. Dann sehn ich mich so nach ein bisschen Ruhe. Dass jeder auch mal was vernünftig macht.
Th37: Ja, dass Sie auch mal was abgeben können.
Kl37: Genau, dass ich auch mal was abgeben kann und dann mal sagen kann, das ist jetzt okay. Da kann ich mal vertrauen, dass es jemand richtig macht. Aber ...
Th38: Hmhm.
Kl38: ... ich bin da immer mit auf die Schnauze geflogen ...
Th39: Ja.
Kl39: ... Also, es war dann immer nicht so, und auch die Rückmeldung, die dann kam, war dann immer so: Hätte man besser machen können.
Th40: Also, ich kann mir vorstellen, wenn ich jetzt versuche, mich in Sie reinzuversetzen, könnte ich mir vorstellen, dass das auch zweischneidig ist. Sie sagen, ja, ich bin erfolgreich, ich kann das auch, und wenn einer nicht spurt, kann ich den auch ersetzen. Das ist auch gut, das fühlt sich auch gut an. Aber andererseits haben Sie auch das Gefühl, ich kann mich auch auf niemanden richtig verlassen.

Kl40: Ja, ich kann mich ja schon auf ein paar Leute verlassen. Aber eben nicht bei den Dingen, die wirklich wichtig sind. Und die so, gerade, wenn es so um Endspurt geht und es ...

Th41: Ja, ja.

Kl41: ... so um ganz besondere Sachen geht. Die so richtig, wo ich wirklich das Gefühl habe, die Leute wollen auch. Die wollen das Besondere im Besonderen ...

Th42: Ja, ja.

Kl42: ... dann kommen sie zu mir. Dann kann man erwarten, dass man auch in der Lage ist, das Besondere im Besonderen auch zu wissen.

Th43: Und das kann man ja auch wirklich von Ihnen erwarten!

Kl43: Dann müssen Sie erst mal jemanden finden, der dieses Wissen auch in sich trägt, und da kenn ich auch keinen. Ich bin ja, Kontakte ganz viel ... Ich bin ja auch in der Lehre beschäftigt und auf diversen Kongressen und bilde auch aus und ja, selbst da habe ich das Gefühl, unter uns, das sind alles Vollpfosten.

Th44: Niemand erreicht Ihre Qualität.

Kl44: Alles so Typen, wo man sagen kann, die wollen schnell Karriere machen und viel Geld verdienen, aber die haben nicht so dieses, diesen Blick dafür, was man, was man braucht, um wirklich ganz oben zu stehen, und das ist schon ...

Th45: Das heißt, eigentlich sind Sie dann in Ihrer Position auch ziemlich alleine.

Kl45: Ja, ich bin schon so ein bisschen alleine, aber das macht mir nichts aus.

Th46: Ah, außer dass Sie sagen, es wäre auch mal ganz gut, ein paar Dinge abgeben zu können.

Kl46: Ja.

Th47: Ich könnt mir vorstellen, dass Sie jetzt auch in dem Alter sind, wo Sie sagen, ich hab jetzt sehr viel erreicht. Jetzt steht mir auch mal die Sonnenseite zu.

Kl47: Das kann man sagen.

16.2.3 Das Rating

Kl4: Dies kann man als einen *typischen NAR-Test* werten: Sind sie gut genug für mich, um mich überhaupt verstehen zu können?

Kl7: *Image*: Ich bin etwas Besonderes! Ich habe besonders viel um die Ohren! Ich bin besonders bedeutsam!

Kl9: *Image*: Ich bin stark belastet, aber ich halte das aus. *Appell*: Bewundere mich! Finde mich toll! Beide Aspekte sind typisch narzisstisch. Außerdem wird eine *Norm* erkennbar: Ich muss durchhalten, muss alles geben, muss es schaffen! Dies ist eine Norm eines erfolgreichen NAR!

Kl11: Der Klient nimmt viele Herausforderungen an. Und er ist äußerst leistungs- und anstrengungsorientiert. Deutlicher Hinweis auf ein positives Selbstschema. *Authentischer Appell*: Sieh meine Fähigkeiten! Sieh meine Kompetenzen! Sieh, dass ich ok bin! (Hinweis auf *Anerkennungsmotiv*)

Kl15–Kl17: *Image*: Ich bin außergewöhnlich toll! *Appell*: Sieh meine besonderen Kompetenzen! *Norm*: Sei der Beste! Leiste Außergewöhnliches! *SK+*: Der Klient zeigt ein ausgeprägt positives SK+. Die Norm weist auf ERNAR hin.

Kl21: *Image*: Ich hab zwar viel Stress, habe aber alles im Griff. *Appell*: Bewundere mich! *Image*: Ich habe einen sehr einfachen Geschmack, ich nehme nur das Beste (als Therapeuten!). Der Klient realisiert *sehr* typische Images und Appelle, typisch für einen erfolgreichen NAR!

Kl23/24: *Starkes positives Selbstschema*. *Images*: Ich bin im Grunde besser, als alle anderen. *Norm*: Sei der Beste. Der Klient macht deutlich, dass *er* entscheidet und dass er sich nicht durch andere bestimmen lässt – Hinweis auf Autonomie. Auch *Regeln*: Wer nicht spurt oder wer nicht meinen Standards entspricht, fliegt raus!

Kl25: Deutlicher Hinweis auf *Regelsetzer-Struktur*!

Kl35: *Image*: Es ist alles ok, ich habe keine Probleme. Was deutlich mit der Tatsache kontrastiert, dass er Klient ist.

Kl38: *Image*: Ich kann nicht delegieren, weil niemand so gut ist wie ich! Ich bin der Beste! Außerdem sind dies Hinweise auf ein stark positives Selbstschema. *Appell*: Bewundere mich!

Der Klient macht hier etwas, was für ELNAR sehr typisch ist: Sie benennen keine Probleme, sagen, dass sie sich „in spezifischen Bereichen weiterentwickeln wollen“ und geben dann an. Sie senden überwiegend positive Images und Appelle. Im Grunde ist in einer solchen Therapiephase kaum damit zu rechnen, dass ein Therapeut Informationen über SK-, SK+, BK- oder einen Wechsel des „state of mind“ erhält. Dies kann er meist erst in einer späteren Stunde erkennen, wenn der Klient dem Therapeuten stärker vertraut.

Th40: Der Therapeut versucht vorsichtig, negative Aspekte zu thematisieren.

Kl43: Der Klient stellt ein extremes *SK+* zur Schau und extreme narzisstische *Images* und *Appelle*.

16.2.4 Resümee

Die Rating-Ergebnisse werden in dem folgenden Auswertungsprotokoll zusammengefasst.

NAR: Diagnose				
Hinweise auf NAR				
NAR	Anerkennung	Selbstschema +	Selbstschema –	Wechsel +/–
	X	X		
	Beziehungs-schema	Regel	Image	Appelle
		X	X	X
ERNAR	Autonomie	Norm	Leistung	
		X		
ELNAR	Unrealistisches SK+	Unrealistische Ziele	Anstrengungs-vermeidung	Exkulpierung
GENAR	Leistungsknick	Erwartungs-orientierung	Autonomie ↓	Alienation

In dieser Stunde gibt es schon viele Aspekte, die für eine Diagnose NAR sprechen:

- Anerkennungsmotiv
- SK+
- Regeln
- Images
- Appelle
- Hohe Autonomie
- Normen
- Hohe Leistung

Der Klient gibt allerdings noch keine Hinweise auf

- SK–
- Wechsel von SK+ und SK–
- negative Beziehungsschemata

Man kann schon eine starke Hypothese NAR ableiten, man muss die fehlenden Aspekte aber noch nachweisen. Und dazu braucht man eine spätere Stunde, in der der Klient ein höheres Ausmaß an Vertrauen zum Therapeuten hat. Da der Klient in dem Fall aber wahrscheinlich nur noch relativ wenige Images und Appelle realisiert, braucht man die frühe Stunde als Rating-Grundlage *auch*: Dies illustriert, dass man verschiedene Stichproben aus der therapeutischen Interaktion braucht, um eine verlässliche Diagnose zu stellen.

Teil 5:

Reliabilität und Validität

Dieser Teil des Buches befasst sich mit Fragen der Reliabilität und Validität des Ratings.

Die Validierung ist dabei besonders schwierig, da es kein diagnostisches System gibt, das diejenigen Aspekte erfasst, wie das vorliegende Rating-System: Das Rating kann daher nicht an einem schon bestehenden System validiert werden. Deshalb werden hier andere Wege der Validierung beschritten, die ungewöhnlich, aber dennoch zielführend sind.

17 Reliabilität des Systems

Die Erfassung der Reliabilitäten des Ratingsystems ist von großer Bedeutung: Es muss gewährleistet werden, dass Rater in der Lage sind, die Skalen zuverlässig einzuschätzen. Daher sollen hier sowohl die Inter-Rater-Reliabilität als auch die Re-Rate-Reliabilität erfasst werden.

Alle Rater analysieren die Klientenprozesse in der oben angegebenen Weise mittels des oben beschriebenen Datenblattes. Da die Therapie-Aufzeichnungen digitalisiert sind, war es möglich, die zu ratenden Abschnitte für ein zweites Rating exakt festzulegen.

Für die Erfassung der Inter-Rater-Reliabilität wurden 4 Rater eingesetzt: Alle 4 hatten einen Abschluss der Ausbildung in KOP und ein mehrwöchentliches, intensives Training in der Durchführung des Ratings.

Die Samples waren:

	Rater	Fälle
1	A, B	24
2	A, C	45
3	A, D	65
4	B, D	40

Daraus ergaben sich 4 Reliabilitäten:

	Rater	Reliabilität
1	A, B	.83
2	A, C	.79
3	A, D	.85
4	B, D	.81

Für die Erfassung der Re-Rate-Reliabilitäten wurden jeweils die folgenden Fallzahlen zufällig ausgewählt:

1. Rater A: 50 Fälle
2. Rater C: 50 Fälle
3. Rater D: 60 Fälle

Die Ergebnisse sind:

Rater	Reliabilität
A	.73
C	.78
D	.69

Zur Bestimmung der Reliabilitäten kann das Verfahren Cohens Kappa (K) verwendet werden (Landis & Koch, 1977). Dieses Verfahren bestimmt die Häufigkeiten der Übereinstimmungen beider Ratings für die einzelnen Persönlichkeitsstörungen. Je größer der Koeffizient Kappa, desto besser die Reliabilität. Richtwerte aus der Literatur sind z. B.:

Kappa	
< 0	Schlechte Übereinstimmung
0 – 0,20	Etwas Übereinstimmung
0,21 – 0,40	Ausreichende Übereinstimmung
0,41 – 0,60	Mittelmäßige Übereinstimmung
0,61 – 0,80	Beachtliche Übereinstimmung
0,81 – 1,00	(fast) vollkommene Übereinstimmung

Sowohl die Inter-Rater-Reliabilitäten als auch die Retest-Reliabilitäten des PSRS können als gut eingeschätzt werden: Gut trainierte Rater sind in der Lage, mit dem Ratingsystem verlässliche Einschätzungen der Persönlichkeitsstörungen abzugeben.

18 Validität des Systems

18.1 Einleitung

Es besteht weitgehende Einigkeit darüber, dass ein Erfassungssystem für PD schwierig zu validieren ist, schon weil valide, „harte" Außenkriterien weitgehend fehlen. Eine externe Validierung ist damit kaum in angemessener Weise möglich (Bronisch, 1999; Leibing & Doering, 2006).

Was das PSRS betrifft, so ist eine direkte Validierung ebenfalls schwierig: Für die Störungen NAR, HIS, DEP und SU liegen parallel zu den Ratings auch SKID-II-Diagnosen vor und man kann die Ergebnisse direkt vergleichen.

Für die neu konzipierten Störungen ELNAR, GENAR und ELHIS gibt es aber keine alternativen Diagnose-Instrumente: Man kann daher die Ratings *nicht* an anderen Kriterien validieren. Daher soll hier versucht werden, andere Wege der Validierung zu beschreiben: Es ist klar, dass diese suboptimal und vorläufig sind, dass sie jedoch einen ersten Versuch zu einer Validierung darstellen können.

18.2 Validierung I: Unterschiede zwischen den Störungen

18.2.1 Grundidee

Man kann aus den theoretischen Formulierungen sowie aus praktischen Therapieerfahrungen und z. T. auch aus empirischen Befunden Hypothesen darüber ableiten, wie sich verschiedene Störungen im Hinblick auf psychologische Variablen unterscheiden. Beispielsweise kann man Hypothesen darüber aufstellen, wie sich NAR und ELNAR im Ausmaß an Selbstakzeptierung, Handlungsorientierung u. a. unterscheiden. Ebensolche Unterschiede kann man zwischen HIS und ELHIS definieren. Und dann kann man prüfen, ob die Klienten-Gruppen, die aufgrund des PSRS klassifiziert wurden, diese Hypothesen bestätigen. Tun sie das, kann das als ein Hinweis dafür gewertet werden, dass das PSRS das misst, was es zu messen vorgibt.
Klar ist, dass diese Argumentation Schwächen aufweist:

- Die Hypothesen sind vor allem theoretisch abgeleitet und nicht hinreichend empirisch geprüft.

- Die verwendeten Variablen, die den Hypothesen zugrunde liegen, sind nicht speziell für diese Hypothesen ausgewählt, sondern aus dem Pool verfügbarer Daten ausgewählt.

Dadurch ergibt sich, dass der Geltungsbereich der Befunde eingeschränkt ist: Im Augenblick stehen jedoch keine anderen Zugänge zur Verfügung, sodass dieser als erster Hinweis gelten muss. Spätere Untersuchungen müssen natürlich die Validität des PSRS weiter untersuchen.

18.2.2 Vergleiche von Narzissten mit erfolglosen Narzissten

Hier sollen Hypothesen über die Unterschiede zwischen Narzissten und erfolglosen Narzissten bezüglich der erhobenen Variablen abgeleitet werden.

18.2.2.1 Neurotizismus (NEO)

Die Variable „Neurotizismus" erfasst ein breites Spektrum psychischer Probleme: Konflikte, Unsicherheiten, Ängste usw. Die ELNAR sollten hier hohe Werte aufweisen, da sie ein sehr hohes Ausmaß an persönlichen Problemen zeigen sollten und zwar durchgängig. Die NAR sollten hier vergleichbar niedrige Werte aufweisen, da sie, bis auf die für sie typischen Probleme, recht gut strukturiert und relativ problemfrei sind. Also:

NEO: NAR < ELNAR

18.2.2.2 Ängstlichkeit und Depressivität

Die ELNAR sollten aufgrund ihrer schlechten Kontrolle über ihre Umwelt ein hohes Maß allgemeiner Ängstlichkeit aufweisen. Die NAR sollten dagegen kaum Angst aufweisen bzw. mit der Angst effektiv umgehen können. Daher:

Ängstlichkeit BSI: NAR < ELNAR

Da die ELNAR von Verstärkern weitgehend abgeschnitten sind, wenige Erfolgserlebnisse aufweisen und auch nur wenig Kontrolle haben, sollten sie vergleichsweise hohe Werte in Depressivität aufweisen. Dagegen sollten NAR, solange sie gut kompensieren, nur geringe Depression aufweisen. Daher:

BDI: NAR < ELNAR BSI Depression: NAR < ELNAR PSSI depressiv: NAR < ELNAR

18.2.2.3 Soziale Durchsetzung

Die NAR sollten im Allgemeinen eine hohe Fähigkeit zur sozialen Durchsetzung aufweisen: Sie bestimmen, dominieren, manipulieren. Daher sollten sie in den Variablen Ausnutzbar (IIP-D), unterwürfig (IIP-D), fürsorglich (IIP-D), selbstlos (PSSI), dependent (PSSI) relativ niedrige Werte haben. Dagegen sollten die ELNAR, die von anderen hochgradig abhängig sind, sich kaum durchsetzen oder abgrenzen auf diesen Variablen *hohe* Werte aufweisen. Daher:

ausnutzbar (IIP-D): NAR < ELNAR
unterwürfig (IIP-D): NAR < ELNAR
fürsorglich (IIP-D): NAR < ELNAR
selbstlos (PSSI): NAR < ELNAR
dependent (PSSI): NAR < ELNAR

18.2.2.4 Negativistisch

Die ELNAR haben meist ein stark gescheitertes Leben mit wenigen Perspektiven, Zielen und Orientierungen. Sie haben wenig erreicht und sind hochgradig von anderen abhängig. Sie sollten daher eine stark negative Sichtweise auf sich und die Realität zeigen. Dies sollte nicht für die NAR gelten: Auch sie können, aufgrund des SK-, manche Aspekte negativ sehen, sie sehen aber, aufgrund des SK+, auch viele Aspekte (sehr) positiv. Daher:

Negativistisch PSSI: NAR < ELNAR

18.2.2.5 Narzisstisch

Die Klienten mit NAR definieren die „klassische Form" des Narzissmus, daher sollten die Items des PSSI auch stark auf sie zugeschnitten sein. Die ELNAR entsprechen nicht völlig diesem klassischen Bild: Deshalb sollten sie niedrigere Werte auf der Skala „Narzissmus" des PSSI erreichen. Daher:

Narzisstisch (PSSI): NAR > ELNAR

18.2.2.6 Selbsteffizienzerwartung

Klienten mit NAR sollten eine hohe Selbsteffizienzerwartung zeigen: Sie trauen sich effektive Handlungen zu und glauben, dass ihre Handlungen in der Realität einen „Impact" haben. Dieser Effekt kann zwar durch das SK- „gedämpft" werden, ist aber immer noch hoch. Dagegen sollten die Klienten mit ELNAR eine geringe Einschätzung ihrer Selbsteffizienz aufweisen. Sie trauen sich effektive Handlungen kaum zu und glauben nicht, dass ihre Handlungen in der Realität viel bewirken. Daher:

SWE: NAR > ELNAR

18.2.2.7 Handlungsorientierung

Die NAR sollten eine hohe Handlungsorientierung aufweisen, sowohl bei Misserfolg (HOM), als auch bei der Planung (HOP). Dagegen sollten die ELNAR eine deutlich geringere Handlungsorientierung zeigen. Daher:

HOM: NAR > ELNAR
HOP: NAR > ELNAR

18.2.2.8 Selbstakzeptierung

Der Vergleich der beiden Gruppen im Hinblick auf Selbstakzeptierung ist schwierig: Zwar sollten die ELNAR einen geringen Wert in Selbstakzeptierung aufweisen, bei den NAR mischen sich aber zwei Tendenzen: Das SK+ sollte zu eher hohen, das SK- zu eher niedrigen Werten führen. Mitteln sich die beiden Tendenzen bei NAR aus, dann ist kaum damit zu rechnen, dass der Wert für SESA bei NAR deutlich höher ausfällt als bei ELNAR. Daher kann man annehmen:

Selbstakzeptierung (SESA): NAR = ELNAR

18.2.2.9 Selbstunsicherheit

Im Hinblick auf die Variable „soziale Unsicherheit" ergibt sich ein ähnliches Problem wie bei SESA: Zwar kann man annehmen, dass die ELNAR hohe Werte aufweisen, bei den NAR haben wir aber wieder eine komplexere Situation: Aus dem SK+ heraus sollte ein eher niedriges Ausmaß an Unsicherheit resultieren, aus dem SK- jedoch, sowie aus der Tatsache, dass NAR stark komorbid ist mit sozialer Unsicherheit, sollten ein hohes Ausmaß an sozialer Unsicherheit resultieren. Daher kann man annehmen:

Soziale Unsicherheit (BSI): NAR = ELNAR
Selbstunsicher (PSSI): NAR = ELNAR

18.2.2.10 Histrionisch und schizoid

Bezüglich der Variablen „histrionisch" und „schizoid" (PSSI) können keine Unterschiede zwischen NAR und ELNAR postuliert werden. Daher:

HIS (PSSI): NAR = ELNAR
Schizoid (PSSI): NAR = ELNAR

18.2.3 Überblick über die Hypothesen

Tabelle 1 stellt einen Überblick über die Hypothesen dar.

Tabelle 1: Hypothesen über den Vergleich von NAR und ELNAR

		NAR	Vergleich	ELNAR
1.	NEO		<	
2.	Ängstlichkeit (BSI)		<	
3.	BDI		<	
4.	Depression (BSI)		<	
5.	Depression (PSSI)		<	
6.	ausnutzbar (IIP-D)		<	
7.	unterwürfig (IIP-D)		<	
8.	fürsorglich (IIP-D)		<	
9.	selbstlos (PSSI)		<	
10.	dependent (PSSI)		<	
11.	negativistisch (PSSI)		<	
12.	narzisstisch (PSSI)		>	
13.	Selbstwirksamkeit (SWE)		>	
14.	HOM		>	
15.	HOP		>	
16.	Selbstakzeptierung (SESA)		=	
17.	Soziale Unsicherheit (BSI)		=	
18.	selbstunsicher (PSSI)		=	
19.	histrionisch (PSSI)		=	
20.	schizoid (PSSI)		=	

18.2.4 Ergebnisse

Tabelle 2 stellt die Ergebnisse der Vergleiche dar.

Tabelle 2: Ergebnisse der Vergleiche von NAR und ELNAR

Variable	Gruppen				t-tests	Hypothese
	NAR		ELNAR			
	x̄	s	x̄	s	p	
NEO	32,94	5,78	35,73	6,67	0,0100	+
Ängstlichkeit (BSI)	6,87	4,21	9,3	4,22	0,0009	+
BDI	11,54	8,27	17,74	7,19	< 0,0001	+
Depressivität (BSI)	7,66	3,88	9,47	5,04	0,0175	+
depressiv (PSSI)	12,71	5,19	15,23	4,56	0,0026	+
ausnutzbar (IIP-D)	5,16	3,29	6,11	2,30	0,0550	+
unterwürfig (IIP-D)	2,45	1,80	2,61	1,79	0,6095	+
fürsorglich (IIP-D)	3,64	2,15	4,53	1,71	0,0074	+
selbstlos (PSSI)	9,40	6,90	15,10	5,76	< 0,0001	+
dependent (PSSI)	9,03	5,95	15,51	6,18	< 0,0001	+
negativistisch (PSSI)	9,63	4,65	13,18	4,86	< 0,0001	+
narzisstisch (PSSI)	16,55	5,76	12,56	4,98	< 0,0001	+
SWE	29,24	4,42	26,94	5,83	0,0085	+
HOM	9,24	1,28	6,10	1,65	< 0,0001	+
HOP	8,80	1,98	6,87	1,59	< 0,0001	+
SESA	92,80	15,38	93,35	14,13	0,8261	+
Soziale Unsicherheit (BSI)	8,29	3,36	7,82	3,63	0,4337	
selbstunsicher (PSSI)	16,44	4,28	15,81	5,02	0,4321	
histrionisch (PSSI)	10,69	5,85	12,01	5,75	0,1816	
schizoid (PSSI)	13,11	5,79	12,86	4,48	0,7778	

Alle Hypothesen konnten bestätigt werden: Die NAR unterscheiden sich wie angenommen in den relevanten Variablen von den ELNAR.

18.2.5 Vergleich von Narzissten mit gescheiterten Narzissten

Die Vergleiche von NAR und GENAR sind diffiziler als zwischen NAR und ELNAR: Dies liegt einerseits daran, dass sich die Gruppen theoretisch ähnlicher sind, andererseits daran, dass Instrumente, die die relevanten Variablen Alienation, Erwartungsorientierung und Autonomie messen, nicht als Fragebögen vorliegen, also daher in diesem Kontext nicht erfasst werden können. Dennoch sollen hier Hypothesen über die Unterschiede von NAR und GENAR aufgestellt werden.

18.2.5.1 Depression

Wie schon ausgeführt, sollten die NAR ein eher geringes Ausmaß an Depression aufweisen. Die GENAR sollten aber wegen ihrer problematischen Lebenssituation, in der sie mit hoher Wahrscheinlichkeit in Konflikten und Handlungsschwierigkeiten „feststecken", ein eher hohes Ausmaß an Depression aufweisen. Daher:

BDI: NAR < GENAR
Depressivität BSI: NAR < GENAR
depressiv (PSSI): NAR < GENAR

18.2.5.2 Soziale Durchsetzung

Wie schon ausgeführt sollten die NAR in allen Variablen, die etwas wie „soziale Durchsetzung" erfassen, relativ hohe Werte aufweisen. Die GENAR dagegen sollten wegen der hohen Erwartungsorientierung und geringen Autonomie eher große Probleme mit Durchsetzung zeigen. Ein höheres Ausmaß an „Fürsorglichkeit" sollten die GENAR allerdings *nicht* aufweisen. Daher:

ausnutzbar (IIP-D). NAR < GENAR
unterwürfig (IIP-D). NAR < GENAR
fürsorglich (IIP-D). NAR = GENAR
selbstlos (PSSI): NAR < GENAR
dependent (PSSI): NAR < GENAR

18.2.5.3 Soziale Unsicherheit

Die Situation für NAR wurde schon beschrieben: Daraus ergibt sich ein eher mittleres Niveau von Unsicherheit. Aufgrund der hohen Erwartungsorientierung und auch der hohen Alienation und der geringen Autonomie kann man bei GENAR jedoch ein eher *hohes* Ausmaß an sozialer Unsicherheit erwarten. Daher:

Soziale Unsicherheit (BSI): NAR < GENAR
selbstunsicher (PSSI): NAR < GENAR

18.2.5.4 Selbstunsicherheit

Auch bezüglich dieser Variable wurde die Situation der NAR schon beschrieben: Es ist mit eher mittlerem Niveau von SESA zu rechnen. Aber bei den GENAR ist wegen der vielen Fehlschläge, beruflicher/fachlicher Probleme eine eher starke Aktivierung des SK- anzunehmen, was zu niedrigen Werten im SESA führen sollte. Daher:

SESA: NAR > GENAR

18.2.5.5 Narzisstisch

Auch bezüglich der Variable Narzissmus entspricht der Fragebogen PSSI eher den NAR als den GENAR: Daher sollten die NAR hier höhere Werte aufweisen. Daher:

Narzissmus (PSSI): NAR > GENAR

18.2.5.6 Selbstwirksamkeitserwartung

Die NAR sollten eine hohe Selbstwirksamkeitserwartung aufweisen.

Die GENAR sollten dagegen eine geringe SWE zeigen, da sie die Erfahrung machen, dass viele ihrer Handlungen eben nicht den gewünschten Erfolg bringen. Daher:

SWE: NAR > GENAR

18.2.5.7 Negativistisch

Die GENAR zeigen deutlich mehr aktuelle Misserfolge und Frustrationen als die NAR. Daher sollte ihre Sichtweise stärker negativistisch geprägt sein. Daher:

negativistisch (PSSI): NAR < GENAR

18.2.5.8 Handlungsorientierung

Im Hinblick auf die Handlungsorientierung werden keine Unterschiede zwischen den Gruppen NAR und GENAR erwartet: Beide Gruppen sollten eine hohe Handlungsorientierung aufweisen. Daher:

HOM: NAR = GENAR HOP: NAR = GENAR

18.2.5.9 Weitere Variablen

Bezüglich der anderen Variablen können keine Unterschiede zwischen NAR und GENAR postuliert werden. Daher:

NEO: NAR = GENAR
Ängstlichkeit (BSI): NAR = GENAR
histrionisch (PSSI): NAR = GENAR
schizoid (PSSI): NAR = GENAR

18.2.6 Überblick über die Hypothesen

Tabelle 3 stellt einen Überblick dar über die Hypothesen der Vergleiche zwischen NAR und GENAR.

Tabelle 3: Hypothesen der Vergleiche von NAR und GENAR

		NAR	Vergleich	GENAR
1.	BDI		<	
2.	Depression (BSI)		<	
3.	Depression (PSSI)		<	
4.	ausnutzbar (IIP-D)		<	
5.	unterwürfig (IIP-D)			
6.	fürsorglich (IIP-D)		=	
7.	selbstlos (PSSI)		<	
8.	dependent (PSSI)		<	
9.	Soziale Unsicherheit (BSI)		<	
10.	selbstunsicher (PSSI)		<	
11.	Selbstakzeptierung (SESA)		>	
12.	narzisstisch (PSSI)		>	
13.	Selbstwirksamkeit (SWE)		>	
14.	negativistisch (PSSI)		<	
15.	HOM		=	
16.	HOP		=	
17.	NEO			

		NAR	Vergleich	GENAR
18.	Ängstlichkeit (BSI)		=	
19.	histrionisch (PSSI)		=	
20.	schizoid (PSSI)		=	

18.2.7 Ergebnisse

Tabelle 4 stellt die Ergebnisse der Vergleiche von NAR und GENAR dar.

Tabelle 4: Ergebnisse der Vergleiche von NAR und GENAR

Variable	Gruppen				t-tests	Hypothese
	NAR		GENAR			
	x̄	s	x̄	s	p	
BDI	11,54	8,27	17,74	7,44	0,0007	+
Depressivität (BSI)	7,66	3,88	11,00	4,66	0,0004	+
depressiv (PSSI)	12,71	5,19	17,16	5,78	0,0003	+
ausnutzbar (IIP-D)	5,16	3,29	6,58	1,29	0,0038	+
unterwürfig (IIP-D)	2,45	1,80	3,68	2,01	0,0037	
fürsorglich (IIP-D)	3,64	2,15	3,65	1,40	0,9876	
selbstlos (PSSI)	9,40	6,90	15,50	3,84	< 0,0001	+
dependent (PSSI)	9,03	5,95	16,06	4,65	< 0,0001	+
Soz. Unsicherheit (BSI)	8,29	3,36	10,35	4,23	0,121	+
selbstunsicher (PSSI)	16,44	4,28	19,19	3,31	0,0023	+
SESA	92,80	15,38	98,32	14,43	0,1003	–
narzisstisch (PSSI)	16,55	5,76	14,29	4,49	0,0593	+
SWE	29,24	4,42	28,17	4,68	0,2862	–
negativistisch (PSSI)	9,63	4,65	12,42	4,19	0,0059	+
HOM	9,24	1,28	11,30	1,76	< 0,0001	–
HOP	8,80	1,98	11,47	1,33	< 0,0001	–
NEO	32,94	5,78	34,00	7,03	0,4385	
Ängstlichkeit (BSI)	6,87	4,21	6,52	3,97	0,6971	
histrionisch (PSSI)	10,69	5,85	10,74	4,19	0,9636	
schizoid (PSSI)	13,11	5,79	13,16	5,39	0,9691	

Von den Hypothesen werden 10 bestätigt und 4 nicht bestätigt. Dies ist angesichts der nicht so deutlich ausgeprägten Unterschiede zwischen NAR und GENAR zufriedenstellend: Im Wesentlichen unterscheiden sich NAR und GENAR in erwarteter Richtung. Erstaunlich und unerwartet ist allerdings, dass GENAR ein höheres Ausmaß an Handlungsorientierung (in HOM und HOP) aufweisen als NAR.

18.2.8 Vergleiche von Histrionikern und erfolglosen Histrionikern

Hier sollen Hypothesen zum Vergleich von HIS und ELHIS abgeleitet werden.

18.2.8.1 Neurotizismus

ELHIS weisen durchweg mehr psychische Probleme auf als HIS: Sie steigern sich stärker in negative Aspekte hinein, betonen Probleme und schaffen sich damit an verschiedensten Stellen dann auch wirklich Probleme. Daher:

NEO: HIS < ELHIS

18.2.8.2 Ängstlichkeit, Depressivität und Negativismus

Für diese Variablen gilt ebenfalls, dass die ELHIS sich wesentlich stärker in negative, bedrohliche, unangenehme etc. Aspekte hineinsteigern als die HIS: Diese Aspekte werden salient und werden damit mit der Zeit dominant. Dies gilt für Ängste (salient machen von bedrohlichen Aspekten), Depressionen (salient machen von Problemen und Scheitern) und Negativismus (salient machen aller negativen Aspekte des Kontextes). Daher:

Ängstlichkeit (BSI): HIS < ELHIS BDI: HIS < ELHIS Depressivität: HIS < ELHIS depressiv (PSSI): HIS < ELHIS negativistisch (PSSI): HIS < ELHIS

18.2.8.3 Histrionisch

Da die Fragebögen (wie der PSSI) im Wesentlichen auf erfolgreiche HIS ausgelegt sind, sollte diese damit auch besser erfasst werden als ELHIS: Daher sollten HIS im PSSI höhere Werte für „histrionisch" erhalten als ELHIS. Daher:

histrionisch (PSSI): HIS > ELHIS

18.2.8.4 Narzisstisch

Zum einen korreliert HIS hoch mit NAR: Die beiden Störungen sind mit hoher Wahrscheinlichkeit komorbide. Zum anderen sind HIS eher energisch, durchsetzungsstark, egoistisch und auch erfolgsorientiert: Daher sollten sie auch relativ hohe Werte auf der Narzissmus-Skala des PSSI aufweisen.

Für ELHIS gilt das alles nicht: Daher sollten sie deutlich niedrigere Werte zeigen. Daher:

narzisstisch (PSSI): HIS > ELHIS

18.2.8.5 Soziale Unsicherheit

HIS sind in aller Regel hoch sozial kompetent und sozial erfolgreich: Sie sollten damit auch nur eine geringe soziale Unsicherheit aufweisen.

ELHIS sind sozial ungeschickt und wenig erfolgreich: Das sollte zu einer Einschätzung von sozialer Inkompetenz führen. Daher:

Soziale Unsicherheit (BSI): HIS < ELHIS selbstunsicher (PSSI): HIS < ELHIS

18.2.8.6 Fürsorglich und selbstlos

Die HIS sind meist nicht in hohem Maße fürsorglich oder selbstlos und sie machen in aller Regel auch entsprechende Images kaum auf.

Dagegen machen viele ELHIS solche Images relativ häufig auf: Sie spielen Opfer-Spiele, die implizieren, dass sie selbst die „Guten" sind, die sich kümmern und die alles tun.

Aus diesem Grund kann man annehmen, dass ELHIS hier höhere Werte aufweisen als HIS. Daher:

fürsorglich (IIP-D): HIS < ELHIS selbstlos (IIP-D): HIS < ELHIS

18.2.8.7 Ausnutzbar, unterwürfig und dependent

Bezüglich der Variablen ausnutzbar (IIP-D), unterwürfig (IIP-D) und dependent (PSSI) werden keine Unterschiede zwischen HIS und ELHIS erwartet, da beide Gruppen nicht zu unterwürfigem oder abhängigem Verhalten neigen und in aller Regel auch keine entsprechenden Images produzieren. Daher:

ausnutzbar (IIP-D): HIS = ELHIS
unterwürfig (IIP-D): HIS = ELHIS
dependent (PSSI): HIS = ELHIS

18.2.8.8 Schizoid

Auch im Hinblick auf die Variable „schizoid“ wird kein Unterschied zwischen HIS und ELHIS erwartet. Daher:

schizoid (PSSI): HIS = ELHIS

18.2.9 Überblick über die Hypothesen

Tabelle 5 stellt einen Überblick über die Hypothesen zum Vergleich von HIS und ELHIS dar.

Tabelle 5: Hypothesen zum Vergleich von HIS und ELHIS

		HIS	Vergleich	ELHIS
1.	NEO		<	
2.	Ängstlichkeit (BSI)		<	
3.	BDI		<	
4.	Depression (BSI)		<	
5.	depressiv (PSSI)		<	
6.	negativistisch (PSSI)		<	
7.	histrionisch (PSSI)		>	
8.	narzisstisch (PSSI)		>	
9.	Soziale Unsicherheit (BSI)		<	
10.	selbstunsicher (PSSI)		<	
11.	fürsorglich (IIP-D)		<	
12.	selbstlos (PSSI)		<	

18.2.10 Ergebnisse

Tabelle 6 stellt die Ergebnisse der Vergleiche von HIS und ELHIS dar.

Tabelle 6: Ergebnisse der Vergleiche von HIS und ELHIS

Variable	Gruppen				t-tests	Hypothese
	NAR		GENAR			
	$\bar{x}$	s	$\bar{x}$	s	p	
NEO	32,71	5,80	36,23	5,99	0,0014	+
Ängstlichkeit (BSI)	9,65	5,70	12,19	5,39	0,0133	+
BDI	12,37	9,16	19,58	10,08	0,0001	+
Depressivität (BSI)	7,16	5,46	10,88	4,86	0,0001	+
depressiv (PSSI)	13,76	5,29	15,98	5,56	0,0262	+
negativistisch (PSSI)	9,46	5,21	12,67	4,73	0,0006	+
histrionisch (PSSI)	17,33	4,63	13,88	5,99	0,0007	+
narzisstisch (PSSI)	12,59	5,70	9,34	4,30	0,0006	+
Soz. Unsicherheit (BSI)	7,16	3,79	8,95	3,63	0,0099	+
selbstunsicher (PSSI)	16,46	4,51	17,03	4,95	0,5060	+
fürsorglich (IIP-D)	4,37	1,89	5,42	2,22	0,0057	+
selbstlos (PSSI)	13,81	7,54	17,74	5,82	0,0020	+

Alle Hypothesen wurden bestätigt: HIS unterscheiden sich in der vorhergesagten Weise von ELHIS.

19 Vergleich der Therapie-Erfolge

19.1 Einleitung

Eine weitere Möglichkeit, die Validität der Diagnosen mit dem PSRS zu ermitteln, besteht darin, Hypothesen darüber aufzustellen, wie die Gruppen NAR, GENAR und ELNAR relativ zueinander von KOP profitieren bzw. wie die beiden Gruppen HIS und ELHIS relativ zueinander von KOP profitieren. Theoretisch sollten die Gruppen NAR, GENAR und ELNAR in deutlich unterschiedlichem Ausmaß von einer KOP profitieren, sich also in den Erfolgsindikatoren deutlich unterscheiden; das Gleiche gilt für HIS und ELHIS. Diese Hypothesen können aus den bereits zitierten theoretisch-therapeutischen Arbeiten eindeutig abgeleitet werden.

Treten zwischen den Gruppen die erwarteten Unterschiede in der Effektivität der KOP ein, ist das ein Indikator dafür, dass die Gruppenbildung mithilfe des PSRS valide war: Die Zuordnung der Klienten zu den Gruppen aufgrund des PSRS erfolgte so, wie sie erfolgen sollte.

19.2 Vergleich der Narzissmus-Gruppen

19.2.1 Hypothesen

Die Gruppen GENAR und ELNAR können nur mithilfe des PSRS identifiziert werden. Klienten der Gruppe NAR weisen eine Diagnose im PSRS *und* im SKID-II auf. Theoretisch kann man annehmen, dass die Therapieerfolge in einer KOP bei den drei Gruppen sich wie folgt verhalten:

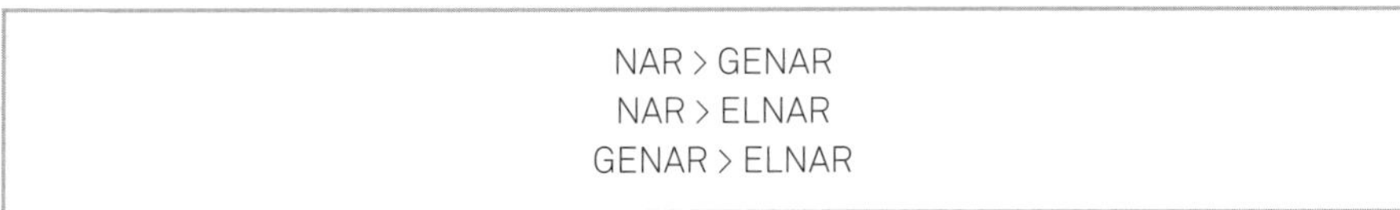

Der Unterschied zwischen NAR und GENAR sollte moderat sein. Dagegen sollten die Unterschiede zwischen NAR und GENAR einerseits und ELNAR andererseits gravierend sein.

19.2.2 Vorgehen

In einer kontrollierten Studie des Instituts für Psychologische Psychotherapie in Bochum wurden 173 ambulante Patienten mit verschiedenen Störungsbildern in der klinischen Praxis analysiert.

Fragestellung. Es wird die Wirksamkeit der ambulanten Psychotherapie auf die psychische Problematik und die Symptombelastung der verschiedenen Patientengruppen auf den Therapieerfolg untersucht.

Methode. Analysiert wurden 173 ambulante Patienten mit unterschiedlichen narzisstischen Störungsbildern. Die Therapiewirksamkeit und das psychische Befinden der Patienten wurden anhand der standardisierten Fragebögen SESA, SWE, HAKEMP, IIP-D, BDI Depression, NEO-FFI, PSSI und BSI im Prä-Post-Design erfasst. Die Daten wurden kurz vor Beginn der Behandlung (Prä) und kurz vor Ende der Behandlung (Post) erhoben. Um den Therapieerfolg aufzudecken wurden die Effektstärken, die klinische Signifikanz (CS), der Reliable Change Index (RC-I) und eine Verteilung der Patienten in die Klassen „geheilt", „verbessert", „unverändert" und „verschlechtert" ermittelt.

19.2.3 Stichprobe

In der vorliegenden Studie wurden die Ergebnisse von 173 ambulanten Patienten der klärungsorientierten Psychotherapie (KOP) ausgewertet, hier wurden drei verschiedene narzisstische Störungsbilder diagnostiziert. Dabei erhielten 62 Patienten die Hauptdiagnose Erfolgreicher Narzisst, bei 31 Patienten wurde der Gescheiterte Narzisst und bei 80 Patienten der Erfolglose Narzisst festgestellt. Darüber hinaus wurden primäre und sekundäre komorbide Persönlichkeitsstörungen diagnostiziert. Die durchschnittliche Altersspanne der Patienten-gruppen rangierte von 28.0 Jahren (SD = 4.18) bis zu 39.1 Jahren (SD = 11.35), es zeigten sich anteilig mehr Männer (61.3 % bis zu 80.6 %).

Um die Therapieergebnisse einordnen zu können, wurden verschiedene Ergebnismaße und statistische Verfahren zu deren Beurteilung verwendet. Zentrale Evaluationsaspekte waren das Ausmaß des Symptomrückgangs im Prä-Post-Vergleich, die Bedeutsamkeit dieser Unterschiede wurde mit T-Tests für verbundene Stichproben überprüft. Zudem wurden Effektstärken der einzelnen Skalen bestimmt, anhand der Mittelwertedifferenz der Prä-Post-Messungen dividiert durch die Standardabweichungen der Prä-Messung.

Darüber hinaus sollte aufgezeigt werden, inwieweit durch die Reduktion der Symptome eine Annäherung an die Normwerte erreicht wurde. Um diese Zusammenhänge zu verdeutlichen, wurde unter anderem das Konzept der klinischen Signifikanz (Jacobson & Follette, 1984; Jacobson & Truax, 1991) angewendet. Das Maß der klinischen Signifikanz gibt an, welche Patienten im Laufe der Therapie anhand eines Cutoff-Wertes von einer dysfunktionalen Behandlungsgruppe in den funktionalen Bereich wechseln. Um aufzuzeigen, welche und wie viele Patienten eine günstige Veränderung aufweisen, wurde der Reliable Change Index nach Jacobson, Follette und Revenstorf (1984) ermittelt (Jacobson & Truax, 1991). Der Reliable Change Index erfasst den Anteil der Patienten, bei denen die Veränderung ihrer Testwerte von Prä zu Post groß genug ist, um von einer echten Veränderung ausgehen zu können ($p < .05$). Dabei wurden als Therapieerfolge alle Patienten definiert, deren Testwerte zum Zeitpunkt Post anhand des ermittelten Cut-off-Wertes innerhalb des funktionalen Testbereichs lagen, und deren Veränderung der Richtlinie des Reliable Change Index standhielten ($RC > 1.96$), dies ist ein sehr strenges Erfolgskriterium. Neben dem Ausmaß der veränderten Testwerte ist auch die Situation zum Zeitpunkt Post von erheblicher Bedeutung für den weiteren Verlauf der Patienten, sodass eine prozentuale Verteilung in die Klassen „geheilt", „verbessert", „unverändert" und „verschlechtert" berechnet wurde.

Tabelle 7: Vergleich der demografischen Daten und der Diagnosen der Behandlungsgruppen

	NAR ***N* = 62**	**GENAR** ***N* = 31**	**ELNAR** ***N* = 80**
Geschlecht	W = 38.7 % M = 61.3 %	W = 19.4 % M = 80.6 %	W = 22.5 % M = 77.5 %
Alter (J)	M = 39.10 SD = 11.35	M = 28.0 SD = 4.18	M = 36.93 SD = 10.60
Hauptdiagnose	100 %	100 %	100 %
Primäre komorbide PD[a]	27.4 %	25.8 %	40 %
Sekundäre komorbide PD[b]	6.5 %	3.2 %	1.3 %

Anmerkungen: NAR (Erfolgreiche Narzissten), GENAR (Gescheiterte Narzissten), ELNAR (Erfolglose Narzissten). Primäre komorbide PD[a] (Persönlichkeitsstörung): NAR: 17.7 % Erfolgreiche Histrioniker, 6.5 % Selbstunsichere PD, 1.6 % Zwanghafte PD, 1.6 % Dependente PD; GENAR: 16.1 % Selbstunsichere PD, 6.5 % Erfolglose Histrioniker, 3.2 % Dependente PD; ELNAR: 12.5 % Erfolglose Histrioniker, 10 % Erfolgreiche Histrioniker, 6.3 % Zwanghafte PD, 3.8 % Dependente PD, 2.5 % Paranoide PD, 2.5 % Selbstunsichere PD, 1.3 % Erfolgloser Narzisst, 1.3 % Antisoziale PD. Sekundäre komorbide PD[b] (Persönlichkeitsstörung): NAR: 6.5 % Dependente PD, GENAR: 3.2 % Selbstunsichere PD, ELNAR: 1.3 % Selbstunsichere PD.

Tabelle 8: Stichprobenbeschreibung der Patientengruppen

	NAR *N* = 62	GENAR *N* = 31	ELNAR *N* = 80
Bildungsgrad	32.3 % Abitur 29 % Universität 16.1 % mittlere Reife 11.3 % Fachhochschule 8.1 % Promotion 1.6 % Studium 1.6 % Hauptschule	100 % Abitur	41.3 % Hauptschulabschluss 28.8 % mittlere Reife 18.8 % Abitur 6.3 % Universität 2.5 % Fachhochschule 2.5 % Sonderschule/kein Schulabschluss
abgeschlossene Berufsausbildung	95.2 % Ja 1.6 % Nein 3.2 % in Ausbildung	100 % in Ausbildung/ Studium	65 % Ja 17.5 % abgebrochene Ausbildung 15 % Nein 2.5 % in Ausbildung
Familienstand	66.1 % verheiratet 27.4 % nicht verheiratet 4.8 % geschieden 1.6 % in Scheidung	100 % nicht verheiratet	55 % nicht verheiratet 37.5 % verheiratet 3.8 % in Scheidung 3.8 % geschieden
Anzahl der Kinder	79 % ohne Kinder 8.1 % Eins 8.1 % Zwei 3.2 % Drei 1.6 % Fünf	100 % ohne Kinder	76.3 % ohne Kinder 11.3 % Eins 10 % Zwei 1.3 % Drei
Beruf	61.3 % Angestellter 14.5 % Selbstständig 6.5 % Beamte 6.5 % Leitende Funktion 4.8 % Ausbildung/ Studium 3.2 % arbeitslos 1.6 % Gelegenheitsarbeit 1.6 % Rente	100 % in Ausbildung/ Studium	60 % arbeitslos 26.3 % Angestellte 8.8 % Arbeiter 2.5 % Gelegenheitsarbeit 1.3 % Beamter 1.3 % Ausbildung/ Studium

Anmerkung: Demografische Erhebung der Behandlungsgruppen zum Zeitpunkt Prä.

Was die Schulbildung und Berufsausbildung betrifft, so liegen erwartungsgemäß NAR und GENAR eng beieinander, und diese Gruppen unterscheiden sich von ELNAR. ELNAR weisen bei Bildung und Ausbildung deutlich niedrigere Werte auf als NAR und GENAR.

19.3 Ergebnisse

Tabelle 9 zeigt die Ergebnisse der Variable „Selbstakzeptierung" (SESA): Wie stark profitieren die drei Gruppen im SESA von KOP?

Tabelle 9: Skala zur Erfassung der Selbstakzeptierung (SESA) zu Therapiebeginn und Therapieende

SESA	Mittelwerte (SD)		T	p	ES	CS %	RC-I %
	Prä	Post					
NAR *N* = 61	81.20 (15.38)	106.59 (17.80)	11.84	***	1.65	60.7	37.7
GENAR *N* = 31	74.06 (10.85)	86.74 (11.12)	6.88	***	1.17	32.3	25.8
ELNAR *N* - 80	80.74 (14.06)	87.84 (18.76)	4.54	***	0.50	36.3	6.3

Anmerkungen: NAR: Erfolgreiche Narzissten, GENAR: Gescheiterte Narzissten, ELNAR: Erfolglose Narzissten, T: T-Test für verbundene Stichproben, ***$p < .001$, ES: Effektstärken, CS: klinische Signifikanz (prozentualer Anteil der Patienten, die den Cut-off-Wert von Prä zu Post überschritten, d. h. von der dysfunktionalen in die funktionale Gruppe wechselten), RC-I: Reliable Change Index (prozentualer Anteil der Patienten mit statistisch und klinisch bedeutsamer Veränderung, die ermittelten Werte liegen über dem RC-Index von 1.96).

Man sieht deutlich, dass die Hypothesen bestätigt werden: Am stärksten profitieren NAR, GENAR liegen niedriger, aber ELNAR schneiden deutlich schlechter ab.

Tabelle 10 zeigt die Verteilung der Klienten-Gruppen nach Therapieerfolgen für die Variable SESA.

Tabelle 10: Verteilung der Patientengruppen nach Therapieerfolg

SESA	geheilt	verbessert	unverändert	verschlechtert
NAR *N* = 61	62.3 % (38)	37.7 % (23)	–	–
GENAR *N* = 31	32.3 % (10)	61.3 % (19)	–	6.5 % (2)
ELNAR *N* = 80	21.3 % (17)	60 % (48)	3.8 % (3)	15 % (12)

Anmerkungen: NAR (Erfolgreiche Narzissten), GENAR (Gescheiterte Narzissten), ELNAR (Erfolglose Narzissten). Erhebung der prozentualen Verteilung anhand des Cut-off-Wertes zum Zeitpunkt Post.

Auch hier zeigt sich eindeutig, dass die Hypothesen bestätigt werden: NAR zeigen die höchsten Besserungsraten, gefolgt von GENAR und ELNAR. NAR weisen keine Verschlechterungen auf, während GENAR 6,5 % und ELNAR sogar 15 % Verschlechterungen aufweisen.

Tabelle 11 zeigt die Ergebnisse für die Selbstwirksamkeitserwartung (SWE).

Tabelle 11: Skala zur Allgemeinen Selbstwirksamkeitserwartung (SWE) zu Therapiebeginn und Therapieende

SWE	Mittelwerte (SD)		T	p	ES	CS %	RC-I %
	Prä	Post					
NAR *N* = 62	20.76 (4.42)	29.63 (5.36)	12.72	***	2.01	87.1	59.7
GENAR *N* = 31	21.48 (4.99)	25.87 (4.67)	7.33	***	0.88	58.1	6.5
ELNAR *N* = 80	22.99 (5.84)	25.28 (5.55)	5.30	***	0.39	40.0	3.8

Anmerkungen: NAR: Erfolgreiche Narzissten, GENAR: Gescheiterte Narzissten, ELNAR: Erfolglose Narzissten, T: T-Test für verbundene Stichproben, *** $p < .001$, ES: Effektstärken, CS: klinische Signifikanz (prozentualer Anteil der Patienten, die den Cut-off-Wert von Prä zu Post überschritten, d.h. von der dysfunktionalen in die funktionale Gruppe wechselten), RC-I: Reliable Change Index (prozentualer Anteil der Patienten mit statistisch und klinisch bedeutsamer Veränderung, die ermittelten Werte liegen über dem RC-Index von 1.96).

Auch bezüglich dieser Variable bestätigen sich die Hypothesen: Die NAR zeigen eine sehr hohe Effektstärke, die GENAR eine deutlich geringere (aber noch akzeptable) Effektstärke. Dagegen weisen die ELNAR nur eine geringe Effektstärke auf.

Tabelle 12 zeigt die Verteilung der Klienten-Gruppen nach Therapieerfolg für SWE.

Tabelle 12: Verteilung der Patientengruppen nach Therapieerfolg im SWE

SWE	geheilt	verbessert	unverändert	verschlechtert
NAR *N* = 62	85.5 % (53)	11.3 % (7)	1.6 % (1)	1.6 % (1)
GENAR *N* = 31	58.1 % (18)	32.3 % (10)	3.2 % (1)	6.5 % (2)
ELNAR *N* = 80	33.8 % (27)	45 % (36)	8.8 % (7)	12.5 % (10)

Anmerkungen: NAR (Erfolgreiche Narzissten), GENAR (Gescheiterte Narzissten), ELNAR (Erfolglose Narzissten). Erhebung der prozentualen Verteilung anhand des Cut-off-Wertes zum Zeitpunkt Post.

Auch hier wird erkennbar, dass die Daten die Hypothesen bestätigen.

Tabelle 13 stellt die Ergebnisse für die Handlungsorientierung nach Misserfolg (HOM) dar.

Tabelle 13: Skala zur Handlungsorientierung nach Misserfolgserfahrungen (HAKEMP-HOM) zu Therapiebeginn und Therapieende

HOM	Mittelwerte (SD)		T	p	ES	CS %	RC-I %
	Prä	Post					
NAR *N* = 62	4.27 (1.28)	5.90 (1.58)	10.42	***	1.27	38.7	19.4
GENAR *N* = 30	0.70 (1.76)	2.87 (1.96)	7.05	***	1.23	23.3	16.6
ELNAR *N* = 79	1.34 (1.25)	2.22 (2.13)	4.48	***	0.70	16.5	12.5

Anmerkungen: NAR: Erfolgreiche Narzissten, GENAR: Gescheiterte Narzissten, ELNAR: Erfolglose Narzissten, T: T-Test für verbundene Stichproben, *** $p < .001$, ES: Effektstärken, CS: klinische Signifikanz (prozentualer Anteil der Patienten, die den Cut-off-Wert von Prä zu Post überschritten, d. h. von der dysfunktionalen in die funktionale Gruppe wechselten), RC-I: Reliable Change Index (prozentualer Anteil der Patienten mit statistisch und klinisch bedeutsamer Veränderung, die ermittelten Werte liegen über dem RC-Index von 1.96).

Auch bezüglich dieser Variable bestätigt sich die Hypothese. Allerdings sind hier die Unterschiede zwischen NAR und GENAR nur minimal: Auch die GENAR profitieren bezüglich dieser Variable hochgradig von der KOP.

Tabelle 14 stellt die Verteilung der Klienten-Gruppen nach Therapieerfolg für HOM dar.

Tabelle 14: Verteilung der Patientengruppen nach Therapieerfolg

HOM	geheilt	verbessert	unverändert	verschlechtert
NAR *N* = 62	35.5 % (22)	50.0 % (31)	14.5 % (9)	–
GENAR *N* = 30	20 % (6)	73.3 % (22)	3.3 % (1)	3.3 % (1)
ELNAR *N* = 79	15.2 % (12)	32.9 % (26)	48.1 % (38)	3.8 % (3)

Anmerkungen: NAR (Erfolgreiche Narzissten), GENAR (Gescheiterte Narzissten), ELNAR (Erfolglose Narzissten). Erhebung der prozentualen Verteilung anhand des Cut-off-Wertes zum Zeitpunkt Post.

Die Ergebnisse zeigen erneut, dass die Hypothesen sich bestätigen. Bezüglich der Verschlechterungseffekte gibt es nur wenige und GENAR und ELNAR unterscheiden sich kaum.

Tabelle 15 stellt die Ergebnisse zur Handlungsorientierung bei der Planung (HOP) dar.

Tabelle 15: Skala zur Handlungsorientierung bei der Planung (HAKEMP-HOP) zu Therapiebeginn und Therapieende

HOP	Mittelwerte (SD)		T	p	ES	CS %	RC-I %
	Prä	Post					
NAR *N* = 62	4.69 (1.98)	6.34 (1.98)	8.80	***	0.83	17.7	9.7
GENAR *N* = 30	0.53 (1.33)	3.20 (2.34)	7.10	***	2.01	43.3	36.7
ELNAR *N* = 79	1.37 (1.59)	1.99 (1.80)	4.20	***	0.39	10.1	6.3

Anmerkungen: NAR: Erfolgreiche Narzissten, GENAR: Gescheiterte Narzissten, ELNAR: Erfolglose Narzissten, T: T-Test für verbundene Stichproben, *** $p < .001$, ES: Effektstärken, CS: klinische Signifikanz (prozentualer Anteil der Patienten, die den Cut-off-Wert von Prä zu Post überschritten, d. h. von der dysfunktionalen in die funktionale Gruppe wechselten), RC-I: Reliable Change Index (prozentualer Anteil der Patienten mit statistisch und klinisch bedeutsamer Veränderung, die ermittelten Werte liegen über dem RC-Index von 1.96).

Die Ergebnisse zeigen ein unerwartetes Bild: Die GENAR profitieren hier am Stärksten von KOP: Dass sie deutlicher profitieren kann daran liegen, dass die NAR auch schon vor der Therapie relativ hoch liegen, während die GENAR noch deutlich profitieren können. Wiederum weisen die ELNAR nur eine geringe Effektstärke auf.

Tabelle 16 zeigt die Verteilung der Klienten-Gruppen nach Therapieerfolg für HOP.

Tabelle 16: Verteilung der Patientengruppen nach Therapieerfolg für HOP

HOP	geheilt	verbessert	unverändert	verschlechtert
NAR *N* = 62	9.7 % (6)	74.2 % (46)	12.9 % (8)	3.2 % (2)
GENAR *N* = 30	43.3 % (13)	50.0 % (15)	6.7 % (2)	–
ELNAR *N* = 79	7.6 % (6)	38 % (30)	41.8 % (33)	12.7 % (10)

Anmerkungen: NAR (Erfolgreiche Narzissten), GENAR (Gescheiterte Narzissten), ELNAR (Erfolglose Narzissten). Erhebung der prozentualen Verteilung anhand des Cut-off-Wertes zum Zeitpunkt Post.

Hier zeigt sich das gleiche Bild: GENAR profitieren deutlich stärker als NAR. ELNAR profitieren wenig und zeigen die größte Rate an Verschlechterungen.

19.4 Resümee

Es zeigt sich, dass sich die drei Gruppen NAR, GENAR und ELNAR bezüglich der Therapieergebnisse in der KOP deutlich unterscheiden. In einem Fall ist die Richtung zwar unerwartet, die Unterschiede zwischen NAR und GENAR sind aber dennoch deutlich erkennbar.

Mit aller gebotenen Vorsicht kann man die Ergebnisse so interpretieren, dass es mit dem PSRS offenbar gelungen ist, die Klienten so zuzuordnen, wie es den theoretischen Erwartungen entspricht: Offenbar tut die Skala im Hinblick auf narzisstische Klienten das, was sie soll. Die Ergebnisse können daher als Hinweis auf die Validität der Skala gewertet werden.

19.5 Vergleich der Histrionik-Gruppen

19.5.1 Hypothesen

Die beiden durch das PSRS identifizierten Gruppen der HIS und der ELHIS sollen nun verglichen werden. Es wird die Hypothese aufgestellt, dass bezüglich der untersuchten Variablen die Werte sich verhalten nach: HIS > ELHIS. Das Vorgehen ist hier das Gleiche wie bei den Narzissmus-Gruppen.

19.5.2 Stichprobe

In der vorliegenden Studie wurden die Ergebnisse von 121 ambulanten Patienten der klärungsorientierten Psychotherapie (KOP) ausgewertet. Hier wurden zwei verschiedene histrionische Störungsbilder diagnostiziert. Dabei wurde bei 63 Klienten die Hauptdiagnose Erfolgreicher Histrioniker festgestellt sowie bei 58 Klienten die Diagnose Erfolglose Histrioniker. Darüber hinaus wurden primäre und sekundäre Persönlichkeitsstörungen identifiziert (vgl. Tabelle 17). Das durchschnittliche Alter betrug bei den Erfolgreichen Histrionikern 38,2 Jahre (SD = 13.14) mit einer Altersspanne von 19 bis 67 Jahren. Bei den Erfolglosen Histrionikern betrug das durchschnittliche Alter 41,8 Jahre (SD = 11.7). Hier rangierte die Altersspanne von 20 bis 64 Jahren. Die letztere Patientengruppe zeigte mit 89.7 % anteilig mehr Frauen. Bei den Erfolgreichen Histrionikern lag der Anteil der Frauen bei 96.8 % und zeigt somit eine überrepräsentative Verteilung der weiblichen Klienten.

Tabelle 17: Vergleich der demografischen Daten und der Diagnosen der Behandlungsgruppen

	HIS ***N*** **= 63**	**ELHIS** ***N*** **= 58**
Geschlecht	W = 96.8 % M = 3.2 %	W = 89.7 % M = 10.3 %
Alter (J)	M = 38.2 SD = 13.14	M = 41.8 SD = 11.71
Primäre komorbide PD[a]	38.1 %	29.3 %
Sekundäre komorbide PD[b]	3.2 %	3.4 %

Anmerkungen: HIS (Erfolgreiche Histrioniker), ELHIS (Erfolglose Histrioniker). Primäre komorbide PDa (Persönlichkeitsstörung): HIS: 15.9 % Dependente PD, 17.5 % Erfolgreiche Narzissten, 3.2 % Selbstunsichere PD, 1.6 % Zwanghafte PD; ELHIS: 10.3 % Dependente PD, 8.6 % Erfolglose Narzissten, 6.9 % Selbstunsichere PD, 1.7 % Erfolgreiche Histrioniker, 1.7 % Zwanghafte PD. Sekundäre komorbide PDb (Persönlichkeitsstörung): HIS: 1.6 % Erfolglose Narzissten, 1.6 % Passiv-Aggressive-PD; ELHIS: 1.7 % Dependente PD, 1.7 % Selbstunsichere PD.

Tabelle 18: Stichprobenbeschreibung der Patientengruppen

	HIS ***N*** **= 63**	**ELHIS** ***N*** **= 58**
Bildungsgrad	36.5 % Abitur 36.5 % mittlere Reife 17.5 % Hauptschule 6.3 % Universitäts-abschluss 3.2 % Fachhochschule	43.1 % Hauptschule 32.8 % mittlere Reife 20.7 % Abitur 3.4 % Sonderschule/ kein Abschluss

	HIS *N* = 63	ELHIS *N* = 58
abgeschlossene Berufsausbildung	85.7 % Ja 4.8 % Nein 4.8 % im Studium 3.2 % abgebrochen 1.6 % in Ausbildung	50 % Ja 32.8 % Nein 12.1 % abgebrochen 5.2 % in Ausbildung/Studium
Familienstand	68.3 % verheiratet 23.8 % nicht verheiratet 4.8 % getrennt 3.2 % geschieden	58.6 % verheiratet 36.2 % nicht verheiratet 3.4 % getrennt 1.7 % in Trennung
Anzahl der Kinder	67.2 % ohne Kinder 23 % Eins 8.2 % Zwei 1.6 % Drei	70.7 % ohne Kinder 17.2 % Eins 8.6 % Zwei 3.4 % Drei
Beruf	63.5 % Angestellter 19 % arbeitslos 6.3 % Ausbildung/Studium 6.3 % selbstständig 1.6 % Arbeiter 1.6 % Gelegenheits-Arbeit 1.6 % leitende Funktion	51.7 % arbeitslos 37.9 % Angestellt 5.2 % in Ausbildung/Studium 5.2 % Arbeiter

Anmerkung. Demografische Erhebung der Behandlungsgruppen zum Zeitpunkt Prä.

19.5.3 Ergebnisse

Tabelle 19 stellt die Ergebnisse der Variablen „Selbstakzeptierung" (SESA) dar.

Tabelle 19: Skala zur Erfassung der Selbstakzeptierung zu Therapiebeginn und Therapieende

SESA	Mittelwerte (SD)		T	p	ES	CS %	RC-I %
	Prä	Post					
HIS *N* = 63	86.10 (16.09)	111.48 (16.13)	15.16	***	1.58	74.9	60.3
ELHIS *N* = 57	76.84 (16.96)	89.77 (18.31)	6.937	***	0.76	40.4	15.8

Anmerkungen: HIS: Erfolgreiche Histrioniker, ELHIS: Erfolglose Histrioniker, T: T-Test für verbundene Stichproben, *** $p < .001$, ES: Effektstärken, CS: klinische Signifikanz (prozentualer Anteil der Patienten, die den Cut-off-Wert von Prä zu Post überschritten, d.h. von der dysfunktionalen in die funktionale Gruppe wechselten), RC-I: Reliable Change Index (prozentualer Anteil der Patienten mit statistisch und klinisch bedeutsamer Veränderung, die ermittelten Werte liegen über dem RC-Index von 1.96).

Man erkennt deutlich, dass die Hypothese bestätigt wird: Die Verbesserung der HIS in der Variable SESA liegt deutlich höher als die Verbesserung der ELHIS.

Tabelle 20 zeigt die Verteilung der Klientengruppen nach Therapie-Erfolgen für die Variable SESA.

Tabelle 20: Verteilung der Patientengruppen nach Therapieerfolg

SESA	geheilt	verbessert	unverändert	verschlechtert
HIS *N* = 63	77.8 % (49)	17.5 % (11)	–	4.8 % (3)
ELHIS *N* = 57	36.8 % (21)	49.1 % (28)	3.5 % (2)	10.5 % (6)

Anmerkungen: HIS: Erfolgreiche Histrioniker, ELHIS: Erfolglose Histrioniker, Erhebung der prozentualen Verteilung anhand des Cut-off-Wertes zum Zeitpunkt Post.

Hier zeigt sich eindeutig, dass die Hypothese bestätigt wird: Der Prozentsatz der „geheilten" HIS liegt sehr deutlich über dem der ELHIS. Auch zeigen die ELHIS einen deutlich höheren Prozentsatz an Verschlechterungen als die HIS.

Tabelle 21 zeigt die Ergebnisse für die Variable „Selbstwirksamkeitserwartung" (SWE).

Tabelle 21: Skala zur Erfassung der Allgemeinen Selbstwirksamkeitserwartung (SWE) zu Therapiebeginn und Therapieende

SWE	Mittelwerte (SD)		T	p	ES	CS %	RC-I %
	Prä	Post					
HIS *N* = 63	21.35 (6.22)	30.52 (5.18)	12.17	***	1.47	84.1	44.4
ELHIS *N* = 56	19.75 (4.78)	25.36 (6.14)	8.43	***	1.17	62.5	37.5

Anmerkungen: HIS: Erfolgreiche Histrioniker, ELHIS: Erfolglose Histrioniker, T: T-Test für verbundene Stichproben, *** $p < .001$, ES: Effektstärken, CS: klinische Signifikanz (prozentualer Anteil der Patienten, die den Cut-off-Wert von Prä zu Post überschritten, d.h. von der dysfunktionalen in die funktionale Gruppe wechselten), RC-I: Reliable Change Index (prozentualer Anteil der Patienten mit statistisch und klinisch bedeutsamer Veränderung, die ermittelten Werte liegen über dem RC-Index von 1.96).

Bei der Variablen SWE sind die Unterschiede nicht so deutlich ausgeprägt, aber auch noch im Sinne der Hypothese erkennbar.

Tabelle 22 stellt die Verteilung der Klientengruppen nach Therapie-Erfolg für die Variable SWE dar.

Tabelle 22: Verteilung der Patientengruppen nach Therapieerfolg

SWE	geheilt	verbessert	unverändert	verschlechtert
HIS *N* = 63	82.5 % (52)	9.5 % (6)	3.2 % (2)	4.8 % (3)
ELHIS *N* = 56	62.5 % (35)	28.6 % (16)	5.4 % (3)	3.6 % (2)

Anmerkungen: HIS: Erfolgreiche Histrioniker, ELHIS: Erfolglose Histrioniker, Erhebung der prozentualen Verteilung anhand des Cut-off-Wertes zum Zeitpunkt Post.

Man erkennt, dass der Prozentsatz der geheilten HIS deutlich höher liegt als der Prozentsatz der geheilten ELHIS.

Tabelle 23 stellt die Ergebnisse für HIS und ELHIS für die Variable „Handlungsorientierung nach Misserfolg" (HOM) dar.

Tabelle 23: Skala zur Handlungsorientierung nach Misserfolgserfahrungen (HOM) zu Therapiebeginn und Therapieende

HOM	Mittelwerte (SD)		T	p	ES	CS %	RC-I %
	Prä	Post					
HIS *N* = 63	1.44 (1.78)	3.49 (2.20)	9.263	***	1.15	9.5	3.2
ELHIS *N* = 58	0.81 (1.23)	1.83 (2.03)	5.034	***	0.83	17.2	13.8

Anmerkungen: HIS: Erfolgreiche Histrioniker, ELHIS: Erfolglose Histrioniker, T: T-Test für verbundene Stichproben, *** $p < .001$, ES: Effektstärken, CS: klinische Signifikanz (prozentualer Anteil der Patienten, die den Cut-off-Wert von Prä zu Post überschritten, d.h. von der dysfunktionalen in die funktionale Gruppe wechselten), RC-I: Reliable Change Index (prozentualer Anteil der Patienten mit statistisch und klinisch bedeutsamer Veränderung, die ermittelten Werte liegen über dem RC-Index von 1.96).

Es zeigt sich wieder, dass die Effektstärken der HIS deutlich höher liegen als die Effektstärken der ELHIS.

Tabelle 24 zeigt die Verteilungen der Klientengruppen nach Therapieerfolg für HIS und ELHIS.

Tabelle 24: Verteilung der Patientengruppen nach Therapieerfolg

HOM	geheilt	verbessert	unverändert	verschlechtert
HIS *N* = 63	9.5% (6)	76.2% (48)	12.7% (8)	1.6% (1)
ELHIS *N* = 58	15.5% (9)	32.8% (19)	48.3% (28)	3.4% (2)

Anmerkungen: HIS: Erfolgreiche Histrioniker, ELHIS: Erfolglose Histrioniker, Erhebung der prozentualen Verteilung anhand des Cut-off-Wertes zum Zeitpunkt Post.

Bezüglich der Kategorie „geheilt" sind die HIS den ELHIS *nicht* überlegen, jedoch bezüglich der Kategorien „gebessert" und „unverändert".

Tabelle 25 zeigt die Ergebnisse von HIS und ELHIS für die Variable „Handlungsorientierung bei der Planung" (HOP).

Tabelle 25: Skala zur Handlungsorientierung bei der Handlungsplanung (HOP) zu Therapiebeginn und Therapieende

HOP	Mittelwerte (SD)		T	p	ES	CS %	RC-I %
	Prä	Post					
HIS *N* = 62	1.52 (1.72)	3.73 (2.17)	9.115	***	1.28	30.6	25.8
ELHIS *N* = 58	0.83 (1.65)	2.28 (2.51)	5.327	***	0.88	10.3	6.9

Anmerkungen: HIS: Erfolgreiche Histrioniker, ELHIS: Erfolglose Histrioniker, T: T-Test für verbundene Stichproben, *** $p < .001$, ES: Effektstärken, CS: klinische Signifikanz (prozentualer Anteil der Patienten, die den Cut-off-Wert von Prä zu Post überschritten, d.h. von der dysfunktionalen in die funktionale Gruppe wechselten), RC-I: Reliable Change Index (prozentualer Anteil der Patienten mit statistisch und klinisch bedeutsamer Veränderung, die ermittelten Werte liegen über dem RC-Index von 1.96).

Es wird deutlich, dass die Effektstärken der HIS deutlich höher sind als die Effektstärken der ELHIS.

Tabelle 26 zeigt die Verteilung der Klientengruppen nach Therapieerfolg.

Tabelle 26: Verteilung der Patientengruppen nach Therapieerfolg

HOP	geheilt	verbessert	unverändert	verschlechtert
HIS *N* = 62	27.4 % (17)	56.5 % (35)	9.7 % (6)	6.5 % (4)
ELHIS *N* = 58	10.3 % (6)	51.7 % (30)	32.8 % (19)	5.2 % (3)

Anmerkungen: HIS: Erfolgreiche Histrioniker, ELHIS: Erfolglose Histrioniker, Erhebung der prozentualen Verteilung anhand des Cut-off-Wertes zum Zeitpunkt Post.

Von den HIS-Klienten sind deutlich mehr „geheilt" als von den ELHIS-Klienten und deutlich weniger „unverändert" als bei den ELHIS-Klienten.

19.5.4 Resümee der Vergleiche der Histrionik-Gruppen

Bezüglich der Histrionik-Gruppen konnten die Hypothesen bestätigt werden: Die erfolgreichen Histrioniker zeigen einen durchweg besseren Therapie-Erfolg als die Erfolglosen. Offenbar führt das Rating zu einer Gruppenaufteilung, die sich im Effekt der Therapie als hoch relevant erweist.

20 Vergleich der Ergebnisse des PSRS und der SKID-II-Einschätzungen

20.1 Grundüberlegungen

Für die Diagnose-Gruppen NAR, HIS und DEP liegen sowohl Daten zu PSRS-Einschätzungen, als auch Einschätzungen durch das SKID-II vor: Daher ist es möglich, diese Einschätzungen direkt zu vergleichen. Für die Diagnose-Gruppen ELNAR, GENAR und ELHIS gibt es keine entsprechenden SKID-II-Kategorien. Daher kann hier nur eine Einschätzung durch das PSRS vorliegen.

20.2 Ergebnisse

Tabelle 27 stellt dar, wie viele Fälle es nach dem PSRS für die Gruppen NAR; GENAR, ELNAR, HIS, ELHIS und DEP gibt. Außerdem wird angeführt, wie viele der Fälle der einzelnen Gruppen gleichzeitig eine Diagnose im SKID-II bekommen haben: Für NAR, ELNAR und GENAR, wie viele Fälle im SKID-II eine NAR-Diagnose erhalten haben, für HIS und ELHIS, wie viele Fälle im SKID-II eine HIS-Diagnose erhalten haben und für DEP, wie viele Fälle auch im SKID-II diese Diagnose erhalten haben.

Tabelle 27: Anzahl der Fälle mit Diagnosen im PSRS und im SKID-II

	SKID-Diagnose						
	NAR		HIS		DEP		keine PD
PSRS	ja	nein	ja	nein	ja	nein	
NAR	62[1]	11[2]	1[3]				11
ELNAR	19[4]	61[5]					61
GENAR	8[6]	23[7]					23
HIS			71[8]	37[9]			67
ELHIS			9[10]	49[11]			49
DEP					48[12]	5[13]	5
keine PD	2		2		3		28

▢ Klienten, die in die Therapie-Studie aufgenommen wurden

Erläuterungen zu der Tabelle:

1: NAR
die mit dem PSRS identifiziert wurden
und eine SKID-Diagnose erhalten haben
= Anzahl der in die Studie aufgenommenen NAR

2: NAR
die mit dem PSRS identifiziert wurden
und die *keine* SKID-Diagnose erhalten haben
= aus der Studie ausgeschlossen

3: NAR
die mit dem PSRS identifiziert wurden
und die eine SKID-Diagnose HIS erhalten haben
= aus der Studie ausgeschlossen

4: ELNAR
die mit dem PSRS identifiziert wurden
und eine SKID-NAR-Diagnose erhalten haben

5: ELNAR
die mit dem PSRS identifiziert wurden
und *keine* SKID-NAR-Diagnose erhalten haben
= Kasten 4 + 5 als ELNAR in die Studie aufgenommen

6: GENAR
die mit dem PSRS identifiziert wurden
und die eine SKID-NAR-Diagnose erhalten haben

7: GENAR
die mit dem PSRS identifiziert wurden
und *keine* SKID-NAR-Diagnose erhalten haben
= Kasten 6 + 7 als GENAR in die Studie aufgenommen

8: HIS
die mit dem PSRS identifiziert wurden
und eine SKID-HIS-Diagnose erhalten haben
= als HIS in die Studie aufgenommen

9: HIS
die mit dem PSRS identifiziert wurden
und *keine* SKID-HIS-Diagnose erhalten haben

10: ELHIS
die mit dem PSRS identifiziert wurden
und eine SKID-HIS-Diagnose erhalten haben

11: ELHIS
die mit dem PSRS identifiziert wurden
und *keine* SKID-HIS-Diagnose erhalten haben
= Kasten 10 + 11 als ELHIS in die Studie aufgenommen

12: DEP
die mit dem PSRS identifiziert wurden
und eine SKID-DEP-Diagnose erhalten haben
= in die Studie als DEP aufgenommen

13: DEP
die mit dem PSRS identifiziert wurden
und die *keine* SKID-DEP-Diagnose erhalten haben

Bei den HIS ist die Situation etwas anders: Relativ viele der vom PSRS als HIS diagnostizierten Klienten werden vom SKID-II nicht als HIS erfasst. Offenbar erkennt das PSRS, vor allem, weil es viele implizite Verhaltensmerkmale erfasst, andere Aspekte der HIS als das SKID-II.

Für NAR und DEP scheinen die Diagnosen mit PSRS und SKID gut übereinzustimmen. Von insgesamt 74 vom PSRS als NAR eingestuften Klienten wurden 62 durch SKID ebenfalls als NAR eingestuft. Die Verfahren stimmen hier also zu 83,8 % überein. Von insgesamt 53 vom PSRS als DEP eingestuften Klienten wurden 48 durch SKID ebenfalls als DEP eingestuft. Dies entspricht einer Übereinstimmung von 90,6 %. Insgesamt scheint das PSRS in beiden Fällen etwas häufiger eine PD zu diagnostizieren als SKID. Wie theoretisch erwartet, diagnostiziert das PSRS eine PD etwas häufiger als das SKID: Dies war zu erwarten, da das PSRS mehr „implizite" Information in die Diagnose einbezieht.

An der Tabelle sieht man auch recht deutlich, was für die vom PSRS als ELNAR bzw. GENAR eingestuften Personen für SKID Diagnosen herauskommen. In beiden Fällen werden etwa 25 % (19 von 80 für ELNAR bzw. 8 von 31 für GENAR) durch SKID als „normale" Narzissten eingestuft. Die übrigen ca. 75 % erhalten durch SKID die Diagnose „keine PD".

Dass einige der ELNAR und der GENAR vom SKID als NAR identifiziert werden, ist nicht überraschend, da sowohl die ELNAR als auch die GENAR Elemente des Narzissmus aufweisen: Das SKID erkennt jedoch den spezifischen Typus des Narzissten nicht.

21 Schlussfolgerungen aus den empirischen Untersuchungen

Die Ergebnisse zeigen durchweg, dass sich die abgeleiteten Hypothesen bestätigen lassen: Dies kann dahingehend interpretiert werden, dass die Validität des Persönlichkeits-Störungs-Rating-Systems nachgewiesen werden konnte.

Natürlich ist der „Impact“ der vorgelegten Ergebnisse begrenzt: Die Validität des PSRS muss an weiteren Stichproben und insbesondere an weiteren Validierungsindikatoren nachgewiesen werden. Dies ist ein erstes Vorgehen, es ist jedoch, betrachtet man die Ergebnisse, sehr vielversprechend.

Literatur

Adelson, B. (1984). When novices surpass experts: The difficulty of a task may increase with expertise. *Journal of Experimental Psychology: Learning, Memory, and Cognition, 10*, 483–495.

Alexander, P.A. (2003). Can we get there from here? *Educational Researcher, 32*, 3–4. http://doi.org/10.3102/0013189X032008003

American Psychiatric Association (1980). *Diagnostic and Statistical Manual of Mental Disorders* (3rd ed.). Washington, DC: Author.

Atrops, A. & Sachse, R. (1994). Vermeiden psychosomatische Klienten die Klärung eigener Motive? Eine empirische Untersuchung mit Hilfe des Focusing. In M. Behr, U. Esser, F. Petermann, R. Sachse & R. Tausch (Hrsg.), *Jahrbuch für Personenzentrierte Psychologie und Psychotherapie* (S. 41–59). Köln: GWG-Verlag.

Benjamin, L.S. (1987). Use of the SASB dimensional model to develop treatment plans for personality disorders: Narcissism. *Journal of Personality Disorders, 1*, 43–70. http://doi.org/10.1521/pedi.1987.1.1.43

Benjamin, L.S. (1992). An interpersonal approach to the diagnosis of borderline personality disorders. In J. F. Clarkin, E. Marziali & H. Munroe-Blum (Eds.), *Borderline personality disorder: Clinical and empirical perspectives* (pp. 161–198). New York: Guilford.

Benjamin, L.S. (1993). *Interpersonal diagnosis and treatment of DSM personality disorders*. New York: Guilford.

Benjamin, L.S. (1995). *Interpersonal diagnosis and treatment of personality disorders* (2nd ed.) New York: Guilford.

Benjamin, L.S. (1996). Ein interpersonaler Behandlungsansatz für Persönlichkeitsstörungen. In B. Schmitz; T. Fydrich & K. Limbacher (Hrsg.), *Persönlichkeitsstörungen: Diagnostik und Psychotherapie* (S. 136–148). Weinheim: Beltz Psychologie Verlags Union.

Breil, J. & Sachse, R. (2011). Klärungsorientierte Verhaltenstherapie bei Borderline-Persönlichkeitsstörung. In B. Dulz, S.C. Herpertz, O.F. Kernberg & U. Sachsse (Hrsg.), *Handbuch der Borderline-Störungen* (pp. 652–666). Stuttgart: Schattauer.

Breil, J. & Sachse, R. (2018). *Klärungsorientierte Psychotherapie der Borderline-Persönlichkeitsstörung*. Göttingen: Hogrefe. http://doi.org/10.1026/02808-000

Bronisch, T. (1999). Diagnostik von Persönlichkeitsstörungen. *Persönlichkeitsstörungen, 3*, 5–15.

Bronisch, T., Hiller, W., Zaudig, M. & Mombour, W. (1995). *IDCL-P Internationale Diagnose Checklisten für Persönlichkeitsstörungen nach ICD-10 und DSM-IV*. Bern: Huber.

Caspar, F. (1986). Die Plananalyse als Konzept und Methode. *Verhaltensmodifikation, 4*, 235–256.

Caspar, F. (1989). *Beziehungen und Probleme verstehen. Eine Einführung in die psychothe-rapeutische Plananalyse*. Bern: Huber.

Caspar, F. (1996). *Beziehungen und Probleme verstehen. Eine Einführung in die psychotherapeutische Plananalyse* (2., überarb. Aufl.). Bern: Huber.

Caspar, F. (2006). Theorie und Praxis der Diagnostik, Prognose, Indikationsstellung, Fallkonzeptualisierung und Behandlungsplanung in der Verhaltenstherapie. In B. Strauß, F. Hohagen & F. Caspar (Hrsg.), *Lehrbuch Psychotherapie* (S. 1143–1179). Göttingen: Hogrefe.

Caspar, F. (2007a). *Beziehungen und Probleme verstehen. Eine Einführung in die psychotherapeutische Plananalyse* (3. Aufl.). Bern: Huber.

Caspar, F. (2007b). Plananalyse. In B. Röhrle, P. Schlottke & F. Caspar (Hrsg.), *Lehrbuch der klinisch-psychologischen Diagnostik* (S. 149–166). Stuttgart: Kohlhammer.

Caspar, F. (2007c). Plan Analysis. In T. D. Eells (Ed.), *Handbook of psychotherapy case formulation* (pp. 251–289). New York: Guilford Press.

Caspar, F. (2008). Motivorientierte Beziehungsgestaltung – Konzept, Voraussetzungen bei den Patienten und Auswirkungen auf Prozess und Ergebnisse. In M. Hermer & B. Röhrle (Hrsg.), *Handbuch der therapeutischen Beziehung* (Bd. 1, S. 527–557). Tübingen: dgvt.

Caspar, F. (2009). Therapeutisches Handeln als individueller Konstruktionsprozess. In J. Margraf & S. Schneider (Hrsg.), *Lehrbuch der Verhaltenstherapie* (S. 213–225). Heidelberg: Springer.

Caspar, F. & Ecker, S. (2008). Treatment of an avoidant patient with comorbid psychopathology: A plan analysis perspective. *Journal of Clinical Psychology, 64* (2), 139–153. http://doi.org/10.1002/jclp.20448

Caspar, F. & Grawe, K. (1982a). *Vertikale Verhaltensanalyse (VVA): Analyse des Interakti-onsverhaltens als Grundlage der Problemanalyse und Therapieplanung.* Forschungsbe-richte aus dem Psychologischen Institut. Bern: Universität Bern.

Caspar, F. & Grawe, K. (1982b). Vertikale Verhaltensanalyse (VVA): Analyse des Interakti-ons-verhaltens als Grundlage der Problemanalyse und Therapieplanung. In H. Bommert & F. Petermann (Hrsg.), *Diagnostik und Praxiskontrolle in der klinischen Psychologie* (S. 25–29). München: Steinbauer & Rau.

Caspar, F., Grossmann, C., Unmüssig, C. & Schramm, E. (2005). Complementary therapeutic relationship: Therapist behavior, interpersonal patterns, and therapeutic effects. *Psychotherapy Research, 15*, 91–102. http://doi.org/10.1080/10503300512331327074

Chi, M. T. H., Feltovich, P. J. & Glaser, R. M. (1981). Categorization and representation of physics problems by experts and novices. *Cognitive Science, 5*, 121–152. http://doi.org/10.1207/s15516709cog0502_2

Dilling, H., Mombour, W., Schmidt, M. H. & Schulte-Markwort, E. (2005). *Internationale Klassifikation psychischer Störungen, ICD-10, Kapitel V (F).* Bern: Hans Huber.

Döring, S. & Sachse, R. (2008). Psychotherapie bei Cluster-B-Persönlichkeitsstörungen: Die histrionische und die narzisstische Persönlichkeitsstörung. In S. C. Herpertz, F. Caspar & Ch. Mundt (Hrsg.), *Störungsorientierte Psychotherapie* (S. 456–463). München: Urban & Fischer Verlag.

Ericsson, K. A. (2002). Attaining excellence through deliberate practice: Insights from the study of expert performance. In M. Ferrari (Ed.), *The pursuit of excellence in education* (pp. 21–55). Hillsdale, NJ: Erlbaum.

Ericsson, K. A. (2004). Deliberate practice and the acquisition and maintenance of expert performance in medicine and related domains. *Academic Medicine, 79*, S70–S81. http://doi.org/10.1097/00001888-200410001-00022

Ericsson, K. A., Krampe, R. T. & Tesch-Römer, C. (1993). The role of deliberate practice in the acquisition of expert performance. *Psychological Review, 100*, 363–406. http://doi.org/10.1037/0033-295X.100.3.363

Ericsson, K. A. & Lehmann, A. C. (1996). Expert and exceptional performance: evidence on maximal adaptations on task constraints. *Annual Review of Psychology, 47*, 273–305. http://doi.org/10.1146/annurev.psych.47.1.273

Falkai, P. & Wittchen, H.-U. (2015). *Diagnostisches und Statistisches Manual Psychischer Störungen DSM-5.* Göttingen: Hogrefe.

Fiedler, P. (1994). *Persönlichkeitsstörungen.* Weinheim: Beltz.

Fiedler, P. (1998). *Persönlichkeitsstörungen.* Weinheim: Psychologie Verlags Union.

Fiedler, P. (2000). *Integrative Psychotherapie bei Persönlichkeitsstörungen.* Göttingen: Hogrefe.

Fiedler, P. (2005). Persönlichkeitsstörungen: Intervention. In M. Perrez & U. Baumann (Hrsg.), *Lehrbuch Klinische Psychologie – Psychotherapie* (S. 1034–1045). Bern: Huber.

Fiedler, P. (2006). Persönlichkeitsstörungen. In H. U. Wittchen & J. Hoyer (Hrsg.), *Klinische Psychologie und Psychotherapie* (S. 927–945). Heidelberg: Springer.

Fiedler, P. (2007). *Persönlichkeitsstörungen* (6. Aufl.). Weinheim: Beltz.

Fiedler, P. (2014). Integrative Behandlung von Persönlichkeitsstörungen. Beispiele und Perspektiven. *Psychotherapie im Dialog, 15* (3), 90–93. http://doi.org/10.1055/s-0034-1388646

Fiedler, P. & Herpertz, S. C. (2016). *Persönlichkeitsstörungen.* Weinheim: Beltz.

Fydrich, T., Renneberg, B., Schmitz, B. & Wittchen, H. U. (1997). *Strukturiertes Klinisches Interview für DSM-IV, Achse II (Persönlichkeitsstörungen) – SKID-II.* Göttingen: Ho-grefe.

Graubner, B. (2004). *ICD-10-GM 2005, Alphabetisches Verzeichnis.* Köln: Deutscher Ärzte-Verlag.

Graubner, B. (2005). *ICD-10-GM 2005, Systematisches Verzeichnis.* Köln: Deutscher Ärzte-Verlag.

Hiller, W., Zaudig, M. & Mombour, W. (1993). Routine psychiatric examinations by ICD-10 diagnostic checklists (International Diagnostic Checklists). *European Archives of Psychiatry and Clinical Neuroscience, 242*, 218–222. http://doi.org/10.1007/BF02189966

Hiller, W., Zaudig, M. & Mombour, W. (1995). Weltgesundheitsorganisation. *Internationale Diagnosen Checklisten für ICD-10 (IDCL).* Bern: Huber.

Hyler, S. E. & Rieder, R. O. (1987). *Personality Diagnostic Questionnaire (PDQ-R).* New York: New York State Psychiatric Institute.

Hyler, S. E., Rieder, R. O. & Spitzer, R. L. (1983). *Personality Diagnostic Questionnaire (PDQ(-R)).* New York: New York State Psychiatric Institute.

Hyler, S. E., Skodol, A. E., Kellman, D., Oldham, J. & Rosnick, L. (1990). The Validity of the Personality Diagnostic Questionnaire-Revised: A Comparison with Structured Interviews. *American Journal of Psychiatry, 147*, 1043–1048. http://doi.org/10.1176/ajp.147.8.1043

Jacobson, N. S. & Follette, W. C. (1984). Psychotherapy outcome research: Methods for Reporting Variability and Evaluating Clinical Significance. *Behavior Therapy, 15*, 336–352. http://doi.org/10.1016/S0005-7894(84)80002-7

Jacobson, N. S., Follette, W. C. & Revenstorf, D. (1984). Psychotherapy Outcome Research: Methods for Reporting Variability and Evaluating clinical significance. *Behavior Therapy, 15*, 336–352. http://doi.org/10.1016/S0005-7894(84)80002-7

Jacobson, N. S., Truax, P. (1991). Clinical significance: A statistical approach to defining meaningful change in psychotherapy research. *Journal of Consulting and Clinical Psychology, 59* (1), 12–19. http://doi.org/10.1037/0022-006X.59.1.12

Klein, G. (1993). A recognition primed decision model of rapid decission making. In G. Klein, J. Orasana, R. Calderwood & C. Zsambok (Eds.), *Decission making in action* (pp. 138–147). Norwood: Ablex.

Kramer, U., Pascual-Leone, A., Rohde, K. B. & Sachse, R. (2015). Emotional processing, in-teraction process, and outcome in clarification-oriented psychotherapy for personality disorders: A process-outcome analysis. *Journal of Personality Disorders, 29*, 1–19.

Kramer, U. & Sachse, R. (2010). *Patient's and therapist's contribution to the clarification process: French validation of the BBBS on a borderline sample. Poster presented on the symposium "Le trouble de la personalité borderline"*. Prilly, CH.

Kramer, U. & Sachse, R. (2013). Early clarification processes in client presenting with borderline personality disorder: Relations with symptom level and change. *Person-centered & Experiential Psychotherapies, 12* (2), 157–175. http://doi.org/10.1080/14779757.2013.804647

Kuhl, J. & Kazén, M. (1997). *Persönlichkeits-Stil- und Störungs-Inventar (PSSI).* Göttingen: Hogrefe.

Landis, J.R. & Koch, G.G. (1977). The measurement of observer agreement for categorical data. *Biometrics, 33* (1), 159–174. http://doi.org/10.2307/2529310

Larkin, J.H., McDermott, J., Simon, D.P. & Simon, H.A. (1980). Models of competence in solving physics problems. *Cognitive Science, 4*, 317–345. http://doi.org/10.1207/s15516709cog0404_1

Leibing, E. & Doering, S. (2006). Diagnostik von Persönlichkeitsstörungen. *Psychotherapeut, 51*, 229–244. http://doi.org/10.1007/s00278-006-0488-8

Lesgold, A.M., Rubinson, H., Feltovich, P., Glaser, R., Klopfer, D. & Wang, Y. (1988). Expertise in a complex skill. In M.T.H. Chi, R. Glaser & M.J. Farr (Eds.), *The nature of expertise* (pp. 311–342). Hillsdale: Erlbaum.

Loranger, A.W., Susman, V.L., Oldham, J.M. & Russakoff, L.M. (1987). The Personality Disorder Examination: A preliminary report. *Journal of Personality Disorders, 1*, 1–13. http://doi.org/10.1521/pedi.1987.1.1.1

Millon, T. (1987). *Manual for the MCMI-II.* Minneapolis, MN: Narional Computer Systems.

Mummendey, H.D. (1995). *Psychologie der Selbstdarstellung.* Göttingen: Hogrefe.

Mummendey, H.D. (2000). *Psychologie der Selbstschädigung.* Göttingen: Hogrefe.

Sachse, R. (1988). Steuerung des Explizierungsprozesses von Klienten durch zentrale Bear-beitungsangebote des Therapeuten. In W. Schönpflug (Hrsg.), *Bericht über den 36. Kongress der Deutschen Gesellschaft für Psychologie in Berlin* (Bd. 1). Göttingen: Hogrefe.

Sachse, R. (1990a). Acting purposefully in client-centered therapy. In P.J.D. Drenth, J.A. Sergeant & R.-J. Takens (Eds.), *European perspectives in* psychology (pp. 65–80). New York: Wiley.

Sachse, R. (1990b). Concrete interventions are crucial: The influence of therapist's processing-proposals on the client's intra-personal exploration. In G. Lietaer, J. Rombauts & R. van Balen (Eds.), *Client-centered and experiential psychotherapy in the nineties* (pp. 295–308). Leuven: University Press.

Sachse, R. (1990c). Ein sprach- und textpsychologisch fundiertes Verfahren zur Mikro-Prozeßanalyse der Therapeut-Klient-Interaktion: Manual für formale, inhaltliche und Bearbeitungs-Analyse von Klienten und Therapeutenäußerungen (Finbe-System). *Berichte aus der Arbeitseinheit Klinische Psychologie, Fakultät für Psychologie, Ruhr-Universität Bochum*, 65, 2. Fassung.

Sachse, R. (1990d). The influence of therapists' processing proposals on the explication process of the client. *Person-Centered Review, 5*, 321–344.

Sachse, R. (1992a). Differential Effects of Processing Proposals and Content References on the Explication Process of Clients with Different Starting Conditions. *Psychotherapy Research, 4*, 235–251. http://doi.org/10.1080/10503309212331333004

Sachse, R. (1992b). Informationsverarbeitungs- und Handlungsplanungsprozesse bei Psycho-therapeuten. In L. Montada (Hrsg.), *Bericht über den 38. Kongress der Deutschen Gesellschaft für Psychologie in* Trier (Bd. 2, S. 942–946). Göttingen: Hogrefe.

Sachse, R. (1993). The effects of intervention phrasing of therapist-client communication. *Psychotherapy research, 3* (4), 260–277. http://doi.org/10.1080/10503309312331333839

Sachse, R. (1994). Herzschlagwahrnehmung bei psychosomatischen Patienten: Abwendung der Aufmerksamkeit von eigenen Körperprozessen. *Psychotherapie, Psychosomatik, Medizinische Psychologie, 44*, 284–292.

Sachse, R. (1995a). *Der psychosomatische Klient in der Praxis: Grundlagen einer effektiven Therapie mit „schwierigen" Klienten.* Stuttgart: Kohlhammer.

Sachse, R. (1995b). Zielorientierte Gesprächspsychotherapie: Effektive psychotherapeutische Strategien bei Klienten und Klientinnen mit psychosomatischen Magen-Darm-Erkrankungen. In J. Eckert (Hrsg.), *Forschung zur Klientenzentrierten Psychotherapie: Aktuelle Ansätze und Ergebnisse* (S. 27–49). Köln: GwG.

Sachse, R. (1996). *Auswirkungen von Expertise und Handlungsorientierung von Therapeuten auf die Elaboration von Klientenmodellen.* Berichte aus der Arbeitseinheit Klinische Psychologie, Ruhr-Universität Bochum.

Sachse, R. (1997a). *Persönlichkeitsstörungen: Psychotherapie dysfunktionaler Interaktionsstile.* Göttingen: Hogrefe.

Sachse, R. (1997b). Clientgerichte Psychotherapie bij psychosomatische stoornissen. *Tijdschrift voor Clientgerichte Psychotherapie, 35,* 5–32.

Sachse, R. (1998). Goal-oriented Client-centered Psychotherapy of Psychosomatic Disorders. In L. Greenberg, J. Watson & G. Lietaer (Eds.), *Handbook of experiential Psychotherapy* (pp. 295–327). New York: Guilford.

Sachse, R. (1999). *Persönlichkeitsstörungen. Psychotherapie dysfunktionaler Interaktionsstile* (2. Aufl.). Göttingen: Hogrefe.

Sachse, R. (2000). Der Einfluss von Persönlichkeitsstörungen auf den Therapieprozess. In E. Parfy, H. Rethenbacher, R. Sigmund, R. Schoberger & C. Butschek (Hrsg.), *Bindung und Interaktion. Dimensionen der professionellen Beziehungsgestaltung* (S. 85–111). Wien: Facultas.

Sachse, R. (2001a). Persönlichkeitsstörung als Interaktionsstörung: Der Beitrag der Gesprächspsychotherapie zur Modellbildung und Intervention. *Psychotherapie, 5* (2), 282–292.

Sachse, R. (2001b). *Psychologische Psychotherapie der Persönlichkeitsstörungen.* Göttingen: Hogrefe.

Sachse, R. (2002). *Histrionische und narzisstische Persönlichkeitsstörungen.* Göttingen: Hogrefe.

Sachse, R. (2003). *Klärungsorientierte Psychotherapie.* Göttingen: Hogrefe.

Sachse, R. (2004a). Schwierige Interaktionssituationen im Psychotherapieprozess. In W. Lutz, J. Kosfelder & J. Joormann (Hrsg.), *Misserfolge und Abbrüche in der Psychotherapie* (S. 123–144). Bern: Huber.

Sachse, R. (2004b). Histrionische und narzisstische Persönlichkeitsstörungen. In R. Merod (Hrsg.), *Behandlung von Persönlichkeitsstörungen* (S. 357–404). Tübingen: dgvt.

Sachse, R. (2004c). *Persönlichkeitsstörungen. Leitfaden für eine Psychologische Psychothera-pie.* Göttingen: Hogrefe.

Sachse, R. (2004d). *Selbstverliebt – aber richtig.* Stuttgart: Klett-Cotta.

Sachse, R. (2005a). Was wirkt in der Behandlung von Persönlichkeitsstörungen? In N. Saimeh (Hrsg.), *Was wirkt? Prävention – Behandlung – Rehabilitation* (S. 222–229). Bonn: Psychiatrie-Verlag.

Sachse, R. (2005b). Motivklärung durch Klärungsorientierte Psychotherapie. In J. Kosfelder, J. Michalak, S. Vocks & U. Willutzki (Hrsg.), *Fortschritte der Psychotherapieforschung* (S. 217–231). Göttingen: Hogrefe.

Sachse, R. (2006a). *Therapeutische Beziehungsgestaltung.* Göttingen: Hogrefe.

Sachse, R. (2006b). Narzisstische Persönlichkeitsstörungen. *Psychotherapie, 11* (2), 241–246.

Sachse, R. (2006c). Valide Information entsteht im Therapieprozess: Zur Bedeutung von Beziehungsgestaltung und Klärung in der Anfangsphase von Psychotherapie. In R. Sachse & P. Schlebusch (Hrsg.), *Perspektiven Klärungsorientierter Psychotherapie* (S. 281–293). Lengerich: Pabst.

Sachse, R. (2006d). *Persönlichkeitsstörungen verstehen – Zum Umgang mit schwierigen Klienten.* Bonn: Psychiatrie-Verlag.

Sachse, R. (2006e). Therapeutische Informationsverarbeitung. In B. Strauß, F. Hohagen & F. Caspar (Hrsg.), *Lehrbuch Psychotherapie* (Teilbd. 2, S. 1359–1386). Göttingen: Hogrefe.

Sachse, R. (2007a). Therapie der narzisstischen und histrionischen Persönlichkeitsstörungen: Zwei Fallberichte. In S. Barnow (Hrsg.), *Persönlichkeitsstörungen: Ursachen und Behandlungen* (S. 404–410). Bern: Huber.

Sachse, R. (2007b). *Wie manipuliere ich meinen Partner – aber richtig.* Stuttgart: Klett-Cotta.

Sachse, R. (2008). Histrionische und narzisstische Persönlichkeitsstörung. In M. Hermer & B. Röhrle (Hrsg.), *Handbuch der therapeutischen Beziehung* (Bd. 2, S. 1105–1125). Tübingen: dgvt.

Sachse, R. (2009). Psychotherapeuten als Experten. In R. Sachse, J. Fasbender, J. Breil & O. Püschel (Hrsg.), *Grundlagen und Konzepte Klärungsorientierter Psychotherapie* (S. 269–291). Göttingen: Hogrefe.

Sachse, R. (2013). *Persönlichkeitsstörungen: Leitfaden für eine psychologische Psychotherapie* (2. Aufl.). Göttingen: Hogrefe.

Sachse, R. (2014a). Klärungsorientierte Verhaltenstherapie der dependenten Persönlichkeitsstörung. *Persönlichkeitsstörungen: Theorie und Therapie, 18* (2), 119–128.

Sachse, R. (2014b). Klärungsorientierte Verhaltenstherapie der schizoiden Persönlichkeitsstörung. *Psychotherapie im Dialog, 3*, 56–59. http://doi.org/10.1055/s-0034-1388638

Sachse, R. (2014c). Klärungsorientierte Verhaltenstherapie des Narzissmus. In S. Sulz & Th. Bronisch (Hrsg.), *Verständnis und Psychotherapie der narzisstischen Persönlichkeitsstörung* (S. 43–51). München: CIP-Medien.

Sachse, R. (2014d). Klärungsorientierte Verhaltenstherapie des Narzissmus. *Psychotherapie, 19-1*, 1–9.

Sachse, R. (2014e). Schemata und ihre Relevanz für affektive und emotionale Verarbeitung. In R. Sachse & T. A. Langens (Hrsg.), *Emotionen und Affekte in der Psychotherapie*, 56–70. Göttingen: Hogrefe.

Sachse, R. (2015). Das Persönlichkeitsstörungs-Rating-System. In R. Sachse, S. Schirm & S. Kiszkenow (Hrsg.), *Klärungsorientierte Psychotherapie in der Praxis* (S. 29–52). Lengerich: Pabst.

Sachse, R. (2016a). *Therapeutische Beziehungsgestaltung.* Göttingen: Hogrefe. http://doi.org/10.1026/02718-000

Sachse, R. (2016b). Persönlichkeitsstörungen. In T. Schnell (Hrsg.), *Praxisbuch: Moderne Psychotherapie* (S. 107–122). Berlin: Springer. http://doi.org/10.1007/978-3-662-50315-7_5

Sachse, R. (2016c). Klärungsorientierte Verhaltenstherapie der histrionischen Persönlichkeitsstorung. *PTT-Persönlichkeitsstörungen: Theorie und Therapie, Hysterie, 20.3*, 213–222.

Sachse, R. (2016d). Die Vor- und Nachteile eines narzisstischen Persönlichkeitsstils: Ist es nur eine Belastung, ein Narzisst zu sein? In R. Sachse & M. Sachse (Hrsg.), *Klärungsprozesse in der Praxis II*, 124–143. Lengerich: Pabst.

Sachse, R. (2016e). Wann werden Narzissten straffällig? In R. Sachse & M. Sachse (Hrsg.), *Klärungsprozesse in der Praxis II* (S. 144–162). Lengerich: Pabst.

Sachse, R. (2016f). Beispiel für ein konfrontatives therapeutisches Vorgehen. In R. Sachse & M. Sachse (Hrsg.), *Klärungsprozesse in der Praxis II* (S. 227–232). Lengerich: Pabst.

Sachse, R. (2017). *Therapeutische Informationsverarbeitung.* Göttingen: Hogrefe.

Sachse, R. & Atrops, A. (1991). Schwierigkeiten psychosomatischer Klienten bei der Klärung eigener Emotionen und Motive: Mögliche Konsequenzen für die therapeutische Arbeit. *Psychotherapie, Psychosomatik, Medizinische Psychologie, 41*, 155–198.

Sachse, R., Breil, J. & Fasbender, J. (2009). Beziehungsmotive und Schemata: Eine Heuristik. In R. Sachse, J. Fasbender, J. Breil & O. Püschel (Hrsg.), *Grundlagen und Konzepte Klärungsorientierter Psychotherapie* (S. 66–88). Göttingen: Hogrefe.

Sachse, R., Breil, J. & Fasbender, J. (2011). Überlegungen zur Diagnostik in der Klärungsorientierten Psychotherapie. In R. Sachse, J. Fasbender, J. Breil & M. Sachse (Hrsg.), *Perspektiven Klärungsorientierter Psychotherapie II* (S. 68–70). Lengerich: Pabst.

Sachse, R., Breil, J., Sachse, M. & Fasbender, J. (2013). *Klärungsorientierte Psychotherapie der dependenten Persönlichkeitsstörung.* Göttingen: Hogrefe.

Sachse, R. & Fasbender, J. (2013). Interaktionsschwierigkeiten im Therapieprozess bei Klien-ten mit narzisstischer und histrionischer Persönlichkeitsstörung. In H.W. Hofert & U. Härter (Hrsg.), *Schwierige Patienten* (S. 203–214). Bern: Huber.

Sachse, R., Fasbender, J. & Breil, J. (2009). Klärungsprozesse: Was soll im Therapieprozess geklärt werden? In R. Sachse, J. Fasbender, J. Breil & O. Püschel (Hrsg.), *Grundlagen und Konzepte Klärungsorientierter Psychotherapie* (S. 36–64). Göttingen: Hogrefe.

Sachse, R., Fasbender, J., Breil, J. & Sachse, M. (2011). *Perspektiven Klärungsorientierter Psychotherapie II*. Lengerich: Pabst.

Sachse, R., Fasbender, J., Breil, J. & Sachse, M. (2012). *Klärungsorientierte Psychotherapie der histrionischen Persönlichkeitsstörung*. Göttingen: Hogrefe.

Sachse, R., Fasbender, J. & Sachse, M. (2011). Die Bearbeitung von Vermeidung in der Klärungsorientierten Psychotherapie. In R. Sachse, J. Fasbender, J. Breil & M. Sachse (Hrsg.), *Perspektiven Klärungsorientierter Psychotherapie II* (S. 156–183). Lengerich: Pabst.

Sachse, R., Fasbender, J. & Sachse, M. (2014). *Klärungsorientierte Psychotherapie der selbstunsicheren Persönlichkeitsstörung*. Göttingen: Hogrefe.

Sachse, R. & Kiszkenow-Bäker, S. (2014). Persönlichkeitsstörungen und affektive Störungen. *Psychologie in Österreich, 34* (1), 7–15.

Sachse, R. & Kiszkenow-Bäker, S. (2016). Zwanghafte Persönlichkeitsstörung. In T. Schnell (Hrsg.), *Praxisbuch: Moderne Psychotherapie* (S. 123–137). Berlin: Springer.

Sachse, R. & Kiszkenow-Bäker, S. (2019). *Komorbiditäten bei Persönlichkeitsstörungen*. Göttingen: Hogrefe. http://doi.org/10.1026/02906-000

Sachse, R., Kiszkenow-Bäker, S. & Schirm, S. (2015). *Klärungsorientierte Psychotherapie der zwanghaften Persönlichkeitsstörung*. Göttingen: Hogrefe. http://doi.org/10.1026/02713-000

Sachse, R., Kiszkenow-Bäker, S. & Schirm, S. (2016). Das Persönlichkeitsstörungs-Rating-System. In R. Sachse & M. Sachse (Hrsg.), *Forschung in der Klärungsorientierten Psychotherapie* (S. 109–149). Lengerich: Pabst.

Sachse, R. & Kramer, U. (2015a). Untersuchung der BIBS-Skalen: Korrelationen der PTBS-Variablen untereinander. In R. Sachse, S. Schirm & U. Kramer (Hrsg.), *Klärungsorientierte Psychotherapie. Systematisch dokumentieren: Die Skala zur Erfassung von Bearbeitung, Inhalt und Beziehung im Therapieprozess* (S. 26–33). Göttingen: Hogrefe. http://doi.org/10.1026/02654-000

Sachse, R. & Kramer, U. (2015b). Validierung der BIBS-Skalen an Klienten-Erfolgsmaßen. In R. Sachse, S. Schirm & U. Kramer (Hrsg.), *Klärungsorientierte Psychotherapie. Systematisch dokumentieren: Die Skala zur Erfassung von Bearbeitung, Inhalt und Beziehung im Therapieprozess* (S. 39–49). Göttingen: Hogrefe. http://doi.org/10.1026/02654-000

Sachse, R. & Kramer, U. (2015c). Veränderungsmessungen mit den BIBS. In R. Sachse, S. Schirm & U. Kramer (Hrsg.), *Klärungsorientierte Psychotherapie. Systematisch dokumentieren: Die Skala zur Erfassung von Bearbeitung, Inhalt und Beziehung im Therapieprozess* (S. 90–104). Göttingen: Hogrefe. http://doi.org/10.1026/02654-000

Sachse, R. & Kramer, U. (2016). Die Schema-Borderline-Störung. In R. Sachse & M. Sachse (Hrsg.), *Klärungsprozesse in der Praxis II* (S. 75–104). Lengerich: Pabst.

Sachse, R. & Maus, C. (1987). Einfluß differentieller Bearbeitungsangebote auf den Explizierungsprozeß von Klienten in der Klientenzentrierten Psychotherapie. *Zeitschrift für Personenzentrierte Psychologie und Psychotherapie, 6*, 75–86.

Sachse, R. & Maus, C. (1991). *Zielorientiertes Handeln in der Gesprächspsychotherapie*. Stuttgart: Kohlhammer.

Sachse, R. & Müller, G. (2016). Verlauf einer Therapie mit einem narzisstischen Klienten. In R. Sachse & M. Sachse (Hrsg.), *Klärungsprozesse in der Praxis II* (S. 252–274). Lengerich: Pabst.

Sachse, R. & Rudolph, R. (1992a). Gesprächspsychotherapie mit psychosomatischen Klienten? Eine empirische Untersuchung auf der Basis der Theorie der objektiven Selbstaufmerksamkeit. In M. Behr, U. Esser, F. Petermann, W. M. Pfeiffer & R. Tausch (Hrsg.), *Jahrbuch für Personenzentrierte Psychologie und Psychotherapie* (Bd. 3, S. 66–84). Köln: GwG-Verlag.

Sachse, R. & Rudolph, R. (1992b). Selbstaufmerksamkeit bei psychosomatischen Patienten. *Zeitschrift für Klinische Psychologie, Psychopathologie und Psychotherapie, 40*, 146–164.

Sachse, R. & Sachse, M. (2016a). Therapeutischer Umgang mit einer erfolglosen Histrionikerin: Therapeutische Fallen. In R. Sachse & M. Sachse (Hrsg.), *Klärungsprozesse in der Praxis II* (S. 233–240). Lengerich: Pabst.

Sachse, R. & Sachse, M. (2016b). Zur Klärungsorientierten Psychotherapie der dependenten Persönlichkeitsstörung. In R. Sachse & M. Sachse (Hrsg.), *Klärungsprozesse in der Praxis II* (S. 241–251). Lengerich: Pabst. http://doi.org/10.1026/02726-000

Sachse, R. & Sachse, M. (2016c). Untersuchung der Effekte Klärungsorientierter Psychotherapie bei Klienten mit Persönlichkeitsstörungen: Erhebungsinstrumente, therapeutische Strategien und Vorgehen bei der Untersuchung. In R. Sachse & M. Sachse (Hrsg.), *Forschung in der Klärungsorientierten Psychotherapie* (S. 59–75). Lengerich: Pabst. http://doi.org/10.1026/02789-000

Sachse, R. & Sachse, M. (2016d). Effekte Klärungsorientierter Psychotherapie bei Klienten mit narzisstischer Persönlichkeitsstörung. In R. Sachse & M. Sachse (Hrsg.), *Forschung in der Klärungsorientierten Psychotherapie* (S. 76–80). Lengerich: Pabst. http://doi.org/10.1026/02789-000

Sachse, R. & Sachse, M. (2016e). Wirksamkeit Klärungsorientierter Psychotherapie bei Klienten mit histrionischer Persönlichkeitsstörung. In R. Sachse & M. Sachse (Hrsg.), *Forschung in der Klärungsorientierten Psychotherapie* (S. 81–84). Lengerich: Pabst. http://doi.org/10.1026/02789-000

Sachse, R. & Sachse, M. (2016f). Effekte Klärungsorientierter Psychotherapie bei Klienten mit dependenter Persönlichkeitsstörung. In R. Sachse & M. Sachse (Hrsg.), *Forschung in der Klärungsorientierten Psychotherapie* (S. 85–88). Lengerich: Pabst. http://doi.org/10.1026/02789-000

Sachse, R. & Sachse, M. (2016g). Auf welche Erfolgsvariablen wirkt Klärungsorientierte Psychotherapie ein? In R. Sachse & M. Sachse (Hrsg.), *Forschung in der Klärungsorientierten Psychotherapie* (S. 94–96). Lengerich: Pabst.

Sachse, R. & Sachse, M. (2016h). Welche Persönlichkeitsstörungen profitieren wie von Klärungsorientierter Psychotherapie? In R. Sachse & M. Sachse (Hrsg.), *Forschung in der Klärungsorientierten Psychotherapie* (S. 97–98). Lengerich: Pabst. http://doi.org/10.1026/02789-000

Sachse, R. & Sachse, M. (2016i). Definition von Indikator-Bereichen. In R. Sachse & M. Sachse (Hrsg.), *Forschung in der Klärungsorientierten Psychotherapie* (S. 101–105). Lengerich: Pabst. http://doi.org/10.1026/02726-000

Sachse, R. & Sachse, M. (2017). *Klärungsorientierte Psychotherapie der schizoiden, passiv-aggressiven und paranoiden Persönlichkeitsstörung.* Göttingen: Hogrefe.

Sachse, R., Sachse, M. & Fasbender, J. (2010). *Klärungsorientierte Psychotherapie von Persönlichkeitsstörungen.* Göttingen: Hogrefe.

Sachse, R., Sachse, M. & Fasbender, J. (2011). *Klärungsorientierte Psychotherapie der narzisstischen Persönlichkeitsstörung.* Göttingen: Hogrefe.

Sachse, R. & Schirm, S. (2015a). Klärungsorientierte Psychotherapie bei narzisstischer Persönlichkeitsstörung. In R. Sachse, S. Schirm & S. Kiszkenow (Hrsg.), *Klärungsorientierte Psychotherapie in der Praxis* (S. 153–168). Lengerich: Pabst. http://doi.org/10.1026/02713-000

Sachse, R. & Schirm, S. (2015b). Therapeutischer Umgang mit einer histrionischen Klientin: Wie man es nicht machen sollte. In R. Sachse, S. Schirm & S. Kiszkenow (Hrsg.), *Klärungsorientierte Psychotherapie in der Praxis* (S. 169–182). Lengerich: Pabst.

Sachse, R., Schirm, S. & Kramer, U. (2016). Die Beziehungs-Inhalts- und Bearbeitungsskalen (BIBS) – Analysen eines Rating-Systems. In R. Sachse & M. Sachse (Hrsg.), *Forschung in der Klärungsorientierten Psychotherapie* (S. 43–56). Lengerich: Pabst.

Sachse, R. & Wahlburg, M. (2017). *Umgang mit narzisstisch geprägten Klienten: Professionelles Fallverständnis und motivierende Therapie unter strafrechtlichen Bedingungen*. Bonn: Psychiatrie Verlag.

Saß, H., Wittchen, H.-U. & Zaudig, M. (2001). *Diagnostisches und Statistisches Manual Psychischer Störungen: DSM-IV*. Göttingen: Hogrefe.

Schirm, S., Kramer, U. & Sachse, R. (2015). Beschreibung der BIBS und ein Manual zum Rating. In R. Sachse, S. Schirm & U. Kramer (Hrsg.), *Klärungsorientierte Psychotherapie systematisch dokumentieren* (S. 50–89). Göttingen: Hogrefe.

Schneider, W. (1985). Training high performance skills: Fallacies and guidelines. *Human Factors, 27* (3), 285–300. http://doi.org/10.1177/001872088502700305

Simon, D.P. & Simon, H.A. (1978). Individual differences in solving physics problems. In R.S. Siegler (Ed.), *Children's thinking: What develops?* (pp. 325–348). Hillsdale, NJ: Erlbaum.

Simon, H. & Chase, W. (1973). Skill in chess. *American Scientist, 61*, 394–403.

Tedeschi, J.T., Lindskold, S. & Rosenfeld, P. (1985). *Introduction to social psychology*. St. Paul, MN: West Publishing Company.

Tedeschi, J.T. & Norman, N. (1985). Social power, self-presentation, and the self. In B.R. Schlenker (Ed.), *The self and social life* (pp. 293–322). New York: McGraw-Hill.

Tedeschi, J.T. & Riess, M. (1981). Identities, the phenomenal self, and laboratory research. In J. T. Tedeschi (Ed.), *Impression management theory and social psychological research* (pp. 3–22). New York: Academic Press.

Tedeschi, J.T., Schlenker, B.R. & Bonoma, T.V. (1973). *Conflict, power and games: The experimental study of interpersonal relations*. Chicago: Aldine.

Vaillant, G.E. & Perry, J.C. (1988). Persönlichkeitsstörungen. In A.M. Freedman, H.J. Kaplan, B.J. Sadock & U.H. Peters (Hrsg.), *Psychosomatische Störungen* (Psychiatrie in Praxis und Klinik, Bd. 4, S. 113–157). Stuttgart: Thieme.

Voss, J., Greene, T., Post, T. & Penner, B. (1983). Problem solving skill in the social sciences. In G. Bower (Ed.), *The Psychology of Learning and Motivation* (pp. 165–213). New York: Academic Press.

Wittchen, H.-U., Saß, H., Zaudig, M. & Koehler, K. (1989). *Diagnostisches und Statistisches Manual Psychischer Störungen DSM-III-R*. Weinheim: Beltz.

Wittchen, H.-U., Schramm, E., Zaudig, M. & Unland, H. (1993). *SKID-II. Strukturiertes Klinisches Interview für DSM-III-R, Achse II*. Göttingen: Beltz-Test.

Wittchen, H.-U., Wunderlich, U., Gruschwitz, S. & Zaudig, M. (1996). *Strukturiertes Klinisches Interview für DSM-IV (SKID)*. Göttingen: Hogrefe.

Ye, N. & Salvendy, G. (1994). Quantitative and qualitative differences between experts and novices in chunking computer software knowledge. *International Journal of Human-Computer Interaction, 6*, 105–118 http://doi.org/10.1080/10447319409526085.

Endnoten

1 Sachse, 1997a, 1999, 2000, 2001a, 2001b, 2002, 2004a, 2004b, 2004c, 2005a, 2006a, 2006b, 2007a, 2008, 2013, 2014a, 2014b, 2014c, 2014d, 2016a, 2016b; Sachse, Breil & Fasbender, 2009; Sachse, Fasbender & Breil, 2009; Sachse, Fasbender & Sachse, 2011; Sachse & Kiszkenow-Bäker, 2016; Sachse, Kiszkenow-Bäker & Schirm, 2015; Sachse & Sachse, 2016b, 2017; Sachse, Sachse & Fasbender, 2010, 2011

2 vgl. Sachse, 2006b; Sachse, Breil, Sachse & Fasbender, 2013; Sachse & Fasbender, 2013; Sachse, Fasbender, Breil & Sachse, 2012; Sachse, Fasbender & Sachse, 2014; Sachse & Kiszkenow-Bäker, 2016; Sachse, Kiszkenow-Bäker & Schirm, 2015; Sachse & Kramer, 2016; Sachse, Sachse & Fasbender, 2010, 2011

3 vgl. Breil & Sachse, 2011, 2018; Döring & Sachse, 2008; Kramer & Sachse, 2013; Sachse, 1997a, 1999, 2000, 2001a, 2001b, 2002, 2004a, 2004b, 2004c, 2004d, 2005a, 2006a, 2006b, 2007a, 2008, 2013, 2014a, 2014b, 2014c, 2014d, 2016a, 2016b, 2016c, 2016d, 2016e, 2016f; Sachse, Breil, Sachse & Fasbender, 2013; Sachse, Fasbender, Breil & Sachse, , 2011, 2012; Sachse, Fasbender & Sachse, 2014; Sachse & Kiszkenow-Bäker, 2014; Sachse, Kiszkenow-Bäker & Schirm, 2015; Sachse & Kramer, 2016; Sachse & Müller, 2016; Sachse & Sachse, 2016a, 2016b; Sachse, Sachse & Fasbender, 2010, 2011; Sachse & Schirm, 2015a, 2015b

4 vgl. Atrops & Sachse, 1994; Sachse, 1990a, b, c, d, 1994, 1995a, 1995b, 1997a, 1997b, 1998, 2003, 2006a, 2006b, 2007a; Sachse & Atrops, 1991; Sachse, Sachse & Fasbender, 2011; Sachse & Rudolph, 1992a, 1992b

5 vgl. Caspar, 1986, 1989, 1996, 2006, 2007a, 2007b, 2007c, 2008, 2009; Caspar & Ecker, 2008; Caspar & Grawe, 1982a, 1982b

6 Adelson, 1984; Alexander, 2003; Chi et al., 1981; Ericsson & Lehmann, 1996; Klein, 1993; Larkin et al., 1980; Lesgold et al., 1988: Schneider, 1985; Simon & Simon, 1978; Voss et al., 1983; Ye & Salvendy, 1994

7 Sachse, 1988, 1990a, 1990b, 1990c, 1990d, 1992a, 1992b, 1993; Sachse & Maus, 1987, 1991

8 Kramer & Sachse, 2010, 2013; Kramer et al., 2015; Sachse & Kramer, 2015a, 2015b, 2015c; Sachse, Schirm & Kramer, 2016; Schirm, Kramer & Sachse, 2015